Bluthochdruck

DIE ERSTEN 100 TAGE

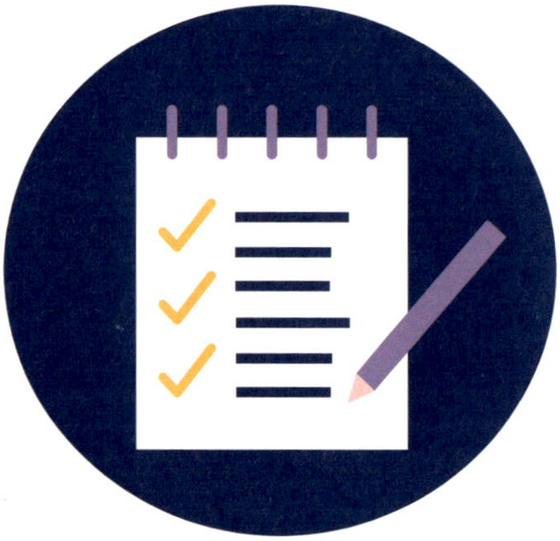

2 Bluthochdruck – und jetzt?

3 Therapeut Arzt

4 Therapeut Ich

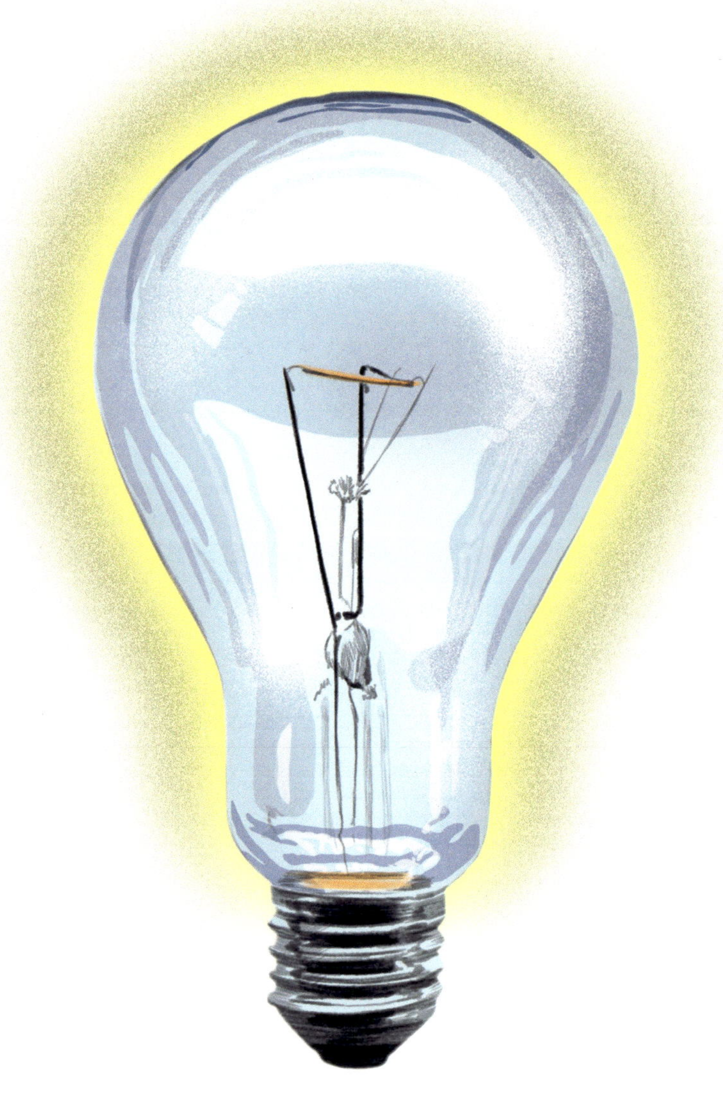

VORWORT

Liebe Leserin,
lieber Leser,

die ärztliche Diagnose war eindeutig: Sie leiden unter einem chronischen Bluthochdruck. Das heißt, Ihre Blutdruckwerte sind ständig erhöht, egal ob Sie ruhen oder in Bewegung sind, egal ob Sie sich aufregen oder entspannt sind.

Fatalerweise tut Bluthochdruck nicht weh. Man merkt ihn kaum und trotzdem ist er als Risikofaktor Nummer eins für viele Herz-Kreislauf-Erkrankungen und deren Folgen verantwortlich, allen voran Herzinfarkt und Schlaganfall.

Die Dunkelziffer der Bluthochdruck-Betroffenen ist hoch. Derzeit geht die Deutsche Hochdruckliga von rund 30 Millionen Betroffenen in Deutschland aus, die unter einer Hypertonie – so der medizinische Begriff für Bluthochdruck – leiden. Immerhin wissen 19 Millionen von ihnen davon und können etwas dagegen unternehmen.

Zum Glück ist auch Ihr Bluthochdruck jetzt bekannt und kann erfolgreich behandelt werden: Die Strategien und Medikamente gegen zu hohe Werte sind bestens erforscht und verlässlich wirksam. Um Sinn und Zweck einer lebenslangen Therapie, wie es die Hypertonie-Behandlung ist, zu verstehen und sie auch beizubehalten, bedarf es grundlegender Informationen. Dieser Ratgeber gibt Ihnen verständliche Antworten auf die wichtigsten Fragen, die Sie vermutlich nach der Diagnose beschäftigen: Welche Blutdruckwerte sind normal und welche erhöht? Wie kommen Mediziner:innen auf die Spur eines Hochdrucks? Wie kann ich meinen Blutdruck fehlerfrei messen? Was stört diesen Prozess? Welche Medikamente kommen zur Blutdrucksenkung infrage und von welchen Lebensgewohnheiten sollte ich mich verabschieden? Vor allem: Was kann ich selbst zur Blutdrucksenkung beitragen?

Ein großes Kapitel ist deshalb dem Selbstmanagement gewidmet: Denn bei der Entstehung eines Hochdrucks spielen eine ungünstige Ernährung, Genussmittel wie Rauchen oder Alkohol, Bewegungsarmut und Stress eine wichtige Rolle. Wer es schafft, seinen Lebensstil positiver zu gestalten, kann oft Anzahl und Dosis seiner Blutdruckmedikamente reduzieren.

Bleiben Sie am Ball und behalten Sie Ihren Blutdruck im Blick. Es ist der erste wichtige Schritt in die richtige Richtung. Wir wünschen Ihnen dabei alles Gute!

Julia Rotherbl **Dr. Dennis Ballwieser**

Chefredaktion Apotheken Umschau

1

Was ist das – Bluthochdruck?

Eine stumme Krankheit mit schweren Folgen

Bluthochdruck ist ein Risikofaktor für Herz-Kreislauf-Erkrankungen, vor allem für Herzinfarkt und Schlaganfall. Daher ist es sehr wichtig, ihn früh zu erkennen und konsequent zu behandeln. Damit Sie die Diagnose, die Sie gerade bekommen haben, besser verstehen, sind ein paar grundsätzliche Infos zum Druck in unserem Kreislaufsystem notwendig. Lesen Sie in diesem Kapitel die wichtigsten Fakten rund um die Erkrankung.

1 Bluthochdruck haben viele – warum?

In der Tat: Sie sind mit dieser Diagnose nicht allein. Eine Umfrage des Robert Koch Instituts (RKI) kam zu dem Ergebnis, dass fast jeder dritte Erwachsene hierzulande einen ärztlich diagnostizierten Bluthochdruck hat.
Zwischen 2009 und 2018 stieg die Zahl der gesetzlich Versicherten mit diesem Befund von fast 17 Millionen auf 19 Millionen. Hinzu kommt eine hohe Dunkelziffer, denn die Erkrankung verursacht kaum Beschwerden und bleibt daher oft lange unbemerkt. So geht die Deutsche Hochdruckliga (DHL) von bis zu 30 Millionen Betroffenen insgesamt aus. Vor allem in den Industrieländern, inzwischen aber auch in vielen anderen Ländern der Erde, ist Bluthochdruck weit verbreitet. Übergewicht, zu wenig Bewegung, eine ungesunde Ernährung, erhöhter Alkoholkonsum und Stress sind dafür verantwortlich. Mit der weltweit steigenden Bevölkerungszahl von 5,3 Milliarden Menschen 1990 auf heute acht Milliarden hat sich die Zahl der Hypertonie-Betroffenen im gleichen Zeitraum auf aktuell rund 1,3 Milliarden verdoppelt.
Die gute Nachricht: Bluthochdruck ist gut behandelbar. Die Kombination aus medikamentöser Therapie und einer Verbesserung der Lebensgewohnheiten hilft, die Erkrankung sehr gut in den Griff zu bekommen (dazu mehr im Kapitel 4).

2 Wofür brauchen wir überhaupt einen Blutdruck?

Unser Herz-Kreislauf-System ist ein Wunderwerk der Natur. In unseren Blutgefäßen, genauer in den Arterien, fließt das Blut vom Herzen in den Rest des Körpers. Damit das gut funktioniert, braucht es minutiös aufeinander abgestimmte Vorgänge in unserem Herzen. In der Erschlaffungsphase des Herzmuskels (= Diastole) weiten sich die Herzkammern: Zum einen strömt sauerstoffarmes Blut des Körpers vom rechten Vorhof in die rechte Herzkammer, zum anderen strömt sauerstoffreiches Blut aus der Lunge vom linken Vorhof in die linke Herzkammer hinein (siehe dazu die Abbildung auf den Seiten 12 und 13). In der Austreibungsphase

(= Systole) wird dann das sauerstoffreiche Blut aus der linken Herzkammer in die Hauptschlagader (Aorta) und von dort in den Kreislauf gepumpt (auch „großer Kreislauf“ genannt). Gleichzeitig wird sauerstoffarmes aus der rechten Kammer zur Lunge geleitet (das ist der „kleine Kreislauf“).
Durch die Venen fließt das Blut anschließend wieder zum Herzen zurück. Dieser Kreislauf sorgt für eine unablässige Durchblutung unseres gesamten Körpers und ermöglicht damit seine Versorgung mit Sauerstoff und Nährstoffen bis in die kleinste Zelle hinein. Und natürlich ist dieser Kreislauf auch für die Entsorgung, sprich für den Abtransport schädlicher Stoffe zuständig, die dann über verschiedene Organe ausgeschieden werden. Vor allem unsere lebenswichtigen Organe, aber auch Haut oder Muskeln sind auf diese ständige Blutversorgung angewiesen, um funktionieren zu können. Ohne zirkulierendes Blut kein Schritt oder Handschlag, keine Immunabwehr und kein Gedanke.
Der Druck in den Blutgefäßen wird zum einen von der Pumpleistung des Herzens bestimmt: Je schneller es schlägt, umso höher ist der Druck. Schlägt es langsamer, sinkt der Druck. Zum anderen bestimmt die Fähigkeit der Arterien, sich weiter bzw. enger zu stellen, den Druck. Sind diese großen Blutgefäße gesund und elastisch, können sie sich flexibel ausdehnen und wieder enger stellen. Schließlich gibt es noch einen dritten Faktor für Ihren Blutdruck: den Widerstand in den kleinen Gefäßen, den Arteriolen. Auch sie können sich bei Bedarf weiten oder zusammenziehen und so den Fließwiderstand und damit den Blutdruck verändern.
Dieses ausgeklügelte System passt sich flexibel an unseren Tagesverlauf an: Während des Nachtschlafs ist der Blutdruck niedriger. Frühmorgens steigt er an, damit wir kraftvoll in den Tag kommen. Wenn wir Sport treiben oder Sex haben, uns streiten oder körperliche Arbeit verrichten, bei jeder Anstrengung oder Aufregung strömt das Blut mit höherem Druck durch die Gefäße, um die Organe oder Muskeln je nach Bedarf mit mehr Sauerstoff zu versorgen.
Und das gilt auch, wenn wir rein geistige Leistungen erbringen, etwa einen Vortrag halten oder ein Bewerbungsgespräch führen. Dass der Druck in den Gefäßen zu- und wieder abnimmt, ist also völlig normal. Das System ist in Bewegung und passt sich dynamisch jeder Situation an. Ein kurzfristiger vorübergehender Anstieg ist also kein Grund zur Sorge, sondern ein normales Funktionieren des Kreislaufs.

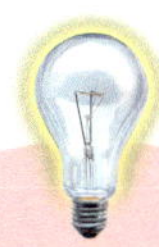

Gut zu wissen

Das Herz, unser zentrales Organ, pumpt pro Tag bis zu 10 000 Liter Blut durch die Adern. Gefäße, die das Herz verlassen, heißen Arterien. Zurück zum Herzen geht's über die Venen.

AUF EINEN BLICK

Was bedeuten Systole und Diastole?

Das Herz arbeitet in einem sich unablässig wiederholenden Zyklus von zwei Phasen: In der Systole (Anspannungs- oder Austreibungsphase) zieht es sich zusammen, dadurch strömt das Blut aus dem Herzen heraus in die Arterien hin zu den Organen. Mit der Diastole folgt die Erschlaffungs- oder Füllungsphase: Nun kann das Blut wieder ins Herz hineinströmen. Der Wert 120/80 gibt den Blutdruck in den Arterien in diesen beiden Phasen an.

VERLAUF DES BLUTDRUCKS IN DER ARTERIE

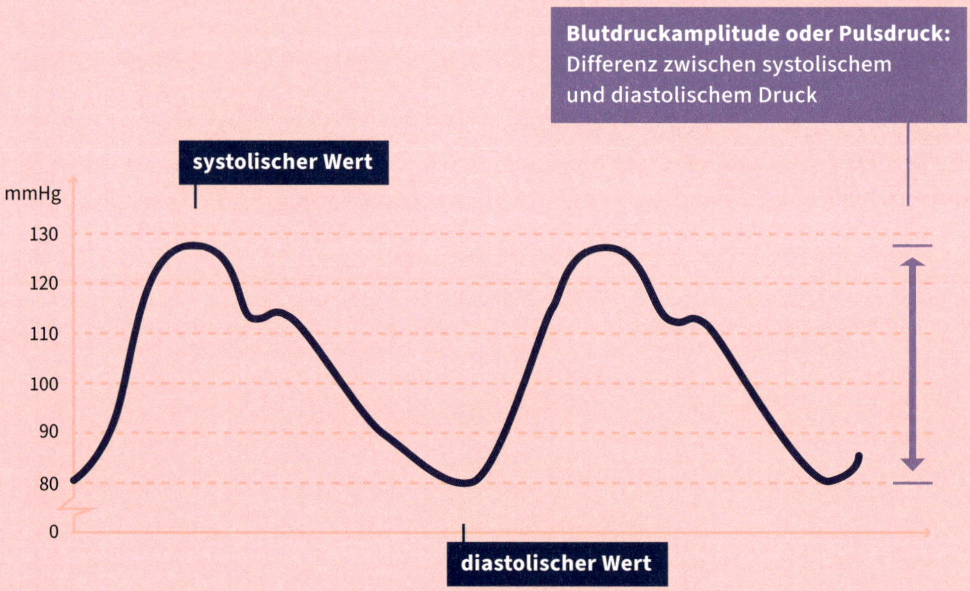

BLUTMENGE IN DER HERZKAMMER

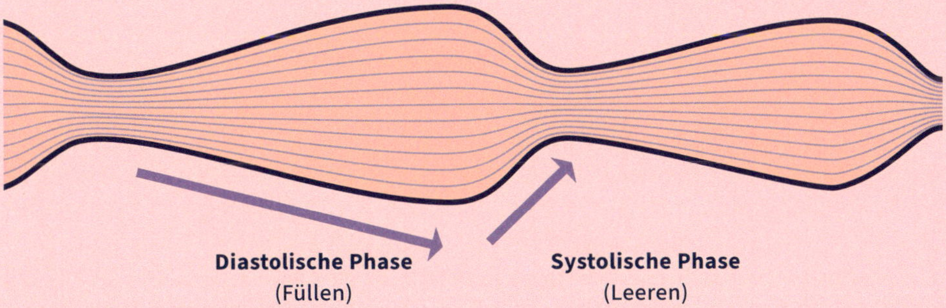

BEGINN DER DIASTOLE

In der Entspannungs- und Erweiterungsphase des Herzmuskels tritt sauerstoffreiches Blut aus den Lungen vom linken Vorhof in die linke Kammer (gelb). Gleichzeitig fließt sauerstoffarmes Blut aus dem rechten Vorhof in die rechte Kammer (grau-blau).

BEGINN DER SYSTOLE

In dieser Auswurf- oder Kontraktionsphase des Herzmuskels wird das sauerstoffreiche Blut von der linken Herzkammer in die Aorta gepumpt (gelb). Gleichzeitig schickt die rechte Herzkammer ihr sauerstoffarmes Blut in die Lungenarterie (grau-blau).

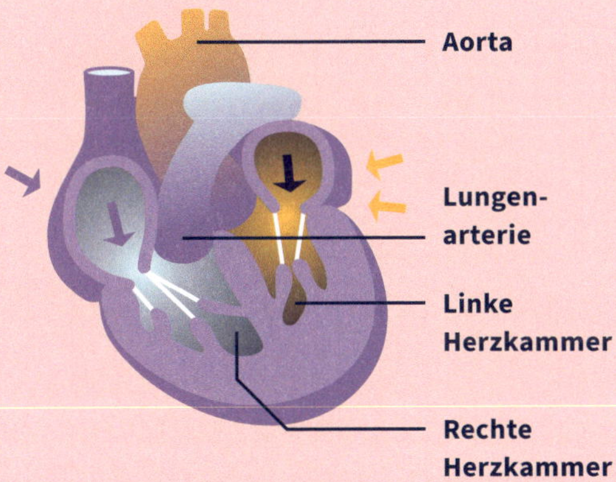

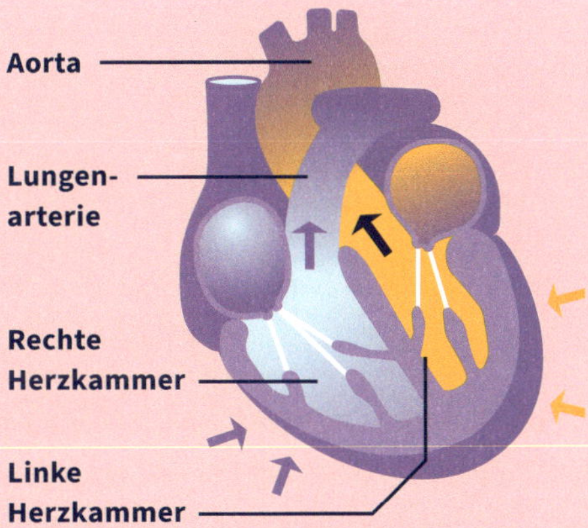

3 Was steuert im Körper den Blutdruck?

An dieser fein abgestimmten Steuerung des Blutdrucks sind verschiedene Systeme des Körpers beteiligt: vor allem das Herz, aber auch das Gehirn, Nerven und die Blutgefäße. Und was viele nicht wissen: Auch unsere Nieren und Nebennieren haben Einfluss auf den Blutdruck. Sie schütten, etwa bei Stress oder wenn der Blutdruck stark abfällt, bestimmte Hormone aus: Renin, Adrenalin, Noradrenalin oder Cortisol lassen den Druck ansteigen, indem sie die Blutgefäße, vor allem die kleinen Arteriolen, verengen. Auch manche Enzyme, wie etwa das Angiotensin-konvertierende, also umwandelnde Enzym (ACE, siehe Kasten), arbeiten an der Feinabstimmung mit.

An verschiedenen Stellen im Köper gibt es zudem eine Art „Messfühler“ für den Blutdruck. Das sind die sogenannten Barorezeptoren. Die sitzen in den Wänden großer Gefäße – etwa im Aortenbogen, in der großen Lungenarterie und in der Halsschlagader – und registrieren den Druck des Blutes in den Arterien. Sie überprüfen ständig, ob der Druck ausreicht, um Muskeln und Organe des Körpers optimal mit sauerstoff- und nährstoffreichem Blut zu versorgen. Diese Informationen melden sie permanent an das Gehirn. So sorgen sie dafür, dass die Herzfrequenz bei zu hohem Druck nicht weiter erhöht wird. Dafür geben sie ein Signal, dass das Herz langsamer schlagen soll. Sie fungieren also wie eine Art „Wächter“, die auf plötzliches Absinken oder Ansteigen des Blutdrucks reagieren, und gewährleisten die konstante Versorgung der Organe.

ACE – ein wichtiges Enzym für den Blutdruck

ACE steht für Angiotensin-konvertierendes Enzym. Dieses wird hauptsächlich von Zellen des Lungen- und des Fettgewebes freigesetzt. Im Organismus hat es eine blutdrucksteigernde Wirkung, indem es zwei Hauptaufgaben erfüllt: Zum einen verwandelt es Angiotensin I in seine gefäßverengende Form Angiotensin II. Dieses gilt als stärkster „Gefäßverenger“ des Körpers: Das heißt, es verengt Blutgefäße, infolgedessen steigt der Blutdruck, und es wirkt über die Zentrale im Gehirn auch auf die Nebennieren, die daraufhin das Hormon Aldosteron produzieren. Aldosteron veranlasst, dass die Nieren weniger Salz und Wasser ausscheiden. Auch das lässt den Blutdruck steigen. Zum anderen beschleunigt ACE den Abbau des Botenstoffs Bradykinin, der gefäßerweiternd und damit blutdrucksenkend wirkt. Mit Medikamenten und auch über die Ernährung kann man den ACE-Spiegel im Blut beeinflussen.

Überblick über Blutdruckregelung und die beteiligten Systeme

Bei der Blutdruckregelung gibt es viele „Schalter“

1 Gehirn mit
2 Kreislaufzentrum

3 Druckrezeptoren in Halsschlagader und
4 Aorta

5 Sympathikus und
6 Parasympathikus

7 Herz
8 Arterien
9 Arteriolen

10 Nieren und
11 Nebennieren

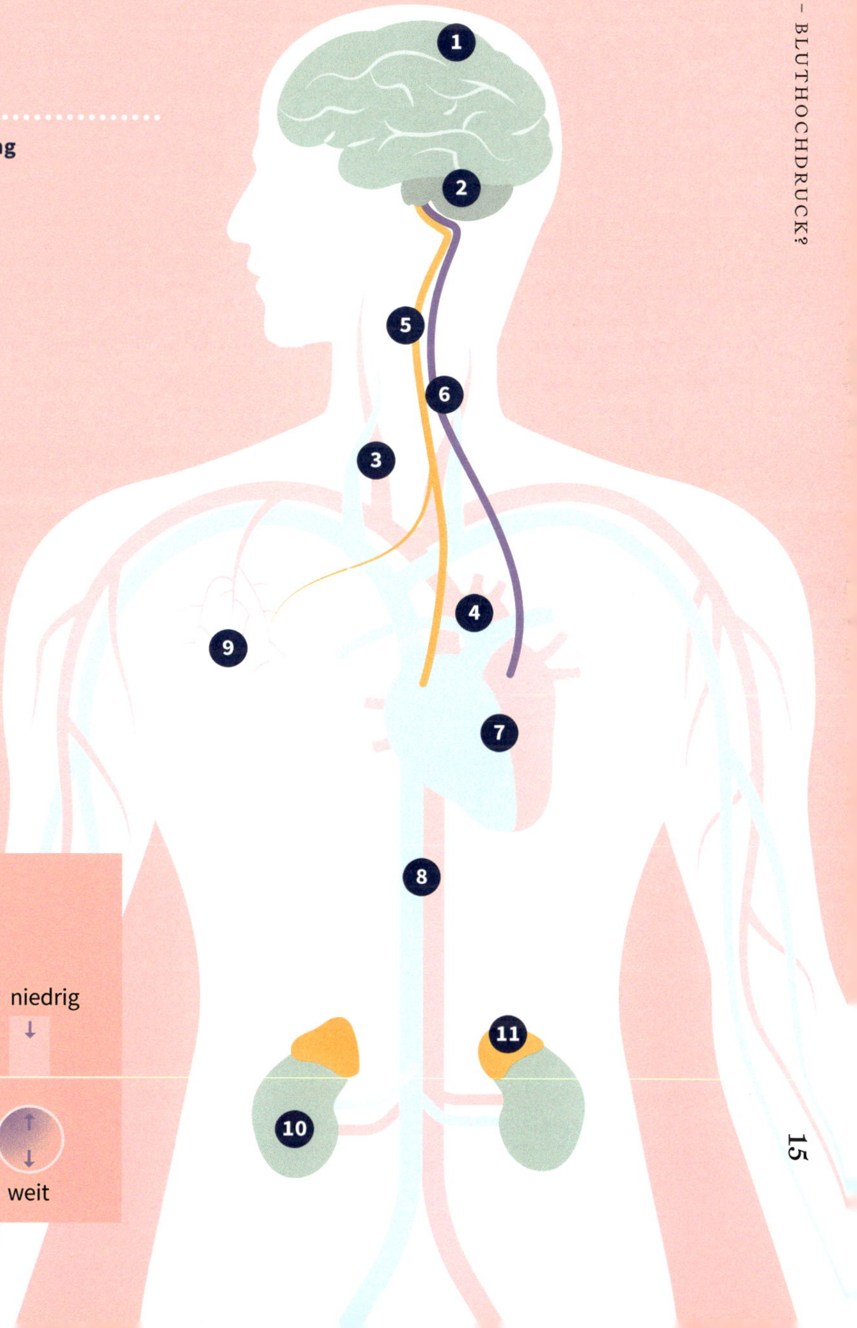

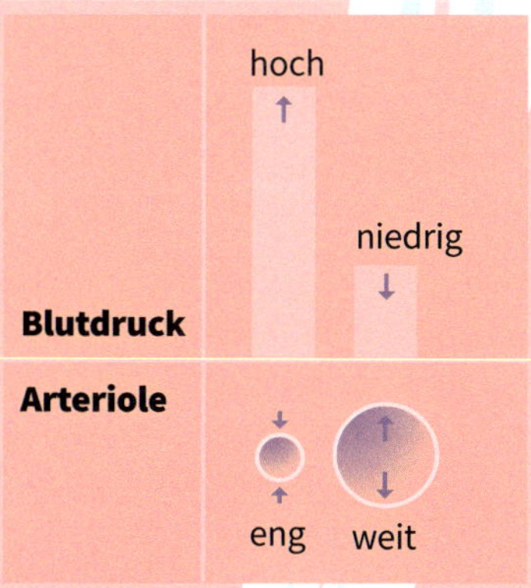

4 Wie entsteht ein chronischer Bluthochdruck?

Während sich der Blutdruck bei gesunden Menschen immer wieder einpendelt, ist er bei Bluthochdruck ständig erhöht. Beim Bluthochdruck, Fachleute sprechen von der arteriellen Hypertonie, ist der Druck in den Gefäßen, die das Blut vom Herzen zu den Organen leiten, dauerhaft zu hoch. Der Blutstrom übt dann zu viel Druck auf die Gefäßwände aus. Vorübergehend ist das kein Problem; wird es jedoch zum Dauerzustand, kann es viele Folgeprobleme verursachen, im schlimmsten Fall einen Schlaganfall oder Herzinfarkt. Ein dauerhafter Bluthochdruck ist meist das Ergebnis mehrerer Faktoren: Gene, Alter sowie ungünstige Ernährungs- und Bewegungsgewohnheiten. Vor allem Übergewicht, hoher Kochsalzkonsum, Alkohol, Zigaretten, Bewegungsmangel und viel Stress treiben ihn nach oben. Warum das so ist, können Sie ab Seite 24 lesen.

In etwa zehn bis 15 Prozent aller Fälle lässt sich dagegen eine konkrete andere Ursache finden: Der Bluthochdruck ist dann die Folge von (Vor)erkrankungen oder auf die Einnahme bestimmter Medikamente zurückzuführen. Man nennt ihn dann „sekundären Hochdruck“ (siehe dazu Frage 18, Seite 32).

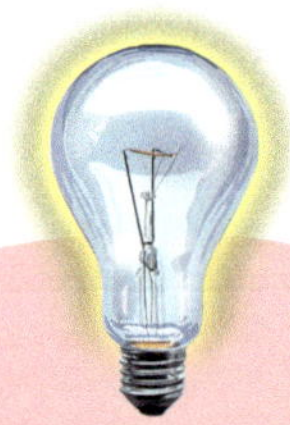

Gut zu wissen

Abgesehen von genetischen Faktoren können Sie beeinflussbare Umstände ausschalten. Das sind:

• Übergewicht • hoher Kochsalzkonsum • Alkoholkonsum • Stress • Rauchen • Bewegungsmangel

5 Ab wann ist der Druck zu hoch?

Im optimalen Fall sollte Ihr Blutdruck bei 120/80 mmHg oder darunter liegen. Auch Werte knapp darüber gelten noch als normal. Diese „Normalwerte“ sind auch ein bisschen vom Alter abhängig. Sind Sie älter als 65 Jahre, darf es etwas mehr sein. Allerdings gilt auch hier eine Obergrenze: 140/90 mmHg. Die European Society of Cardiology (ESC) hat in ihren Leitlinien von 2018 diese schon zuvor geltenden Grenzen beibehalten. Demnach besteht eine Hypertonie bei einem Blutdruck ab 140 mmHg systolisch und 90 mmHg diastolisch. Auch nach Definition der WHO gilt bei Erwachsenen ein Blutdruck ab 140/90 mmHg als Hypertonie.

Das heißt: Wenn Ihr Arzt oder Ihre Ärztin bei mehreren Messungen hintereinander Werte von 140/90 mmHg oder darüber misst, liegt ein Bluthochdruck nahe. Und zwar auch dann, wenn nur einer der beiden Werte über dieser Grenze liegt. Oft wird dieser Verdacht dann durch eine 24-Stunden-Blutdruckmessung überprüft. In dieser Definition nicht eingeschlossen sind allerdings vorübergehende Blutdruckerhöhungen durch Erkrankung, Medikamente, Schwangerschaft oder bei starker körperlicher Anstrengung. Wirklich kritisch wird es darüber: Werte ab 160/100 mmHg gelten als mittlerer, ab 180/110 mmHg als schwerer Bluthochdruck. Stellt man bei drei Messungen an zwei verschiedenen Tagen solche Werte fest, wird versucht, eine mögliche Grunderkrankung zu finden. Sobald diese ausgeschlossen werden kann, fällt die Diagnose: primäre (essentielle) Hypertonie.

Was heißt eigentlich mmHg?

Der Blutdruck wird in mmHg angegeben: 1 mmHg entspricht dem Druck, den ein Millimeter (mm) einer Quecksilbersäule (Hg) ausübt. Dabei entspricht: 1 mmHg = 0,00133 bar. Den gemessenen Druck übt das Blut beim Hindurchfließen auf die Gefäßwand aus. Die traditionelle Einheit Millimeter Quecksilbersäule wird heute immer noch benutzt, da für die Druckmessung früher Quecksilbermanometer verwendet wurden.

AUF EINEN BLICK

Blutdruckwerte und was sie bedeuten

**Um zu erkennen, ob man unter Bluthochdruck leidet, hilft nur eines: messen, messen, messen. Ein einzelner Wert aber sagt noch nicht viel aus – der Blutdruck schwankt im Laufe eines Tages (siehe die Kurven eines 24-Stunden-Blutdruckprofils, unten).
Ob Ihr Blutdruck optimal ist oder bereits eine Hypertonie vorliegt, können Sie nach einer Messwoche aus allen notierten Werten mittels eines Durchschnittswertes errechnen.**

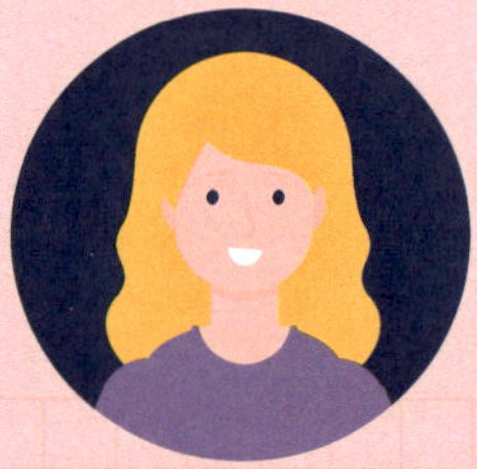

24-h-Blutdruckprofil eines Gesunden
Blutdruck in mmHg

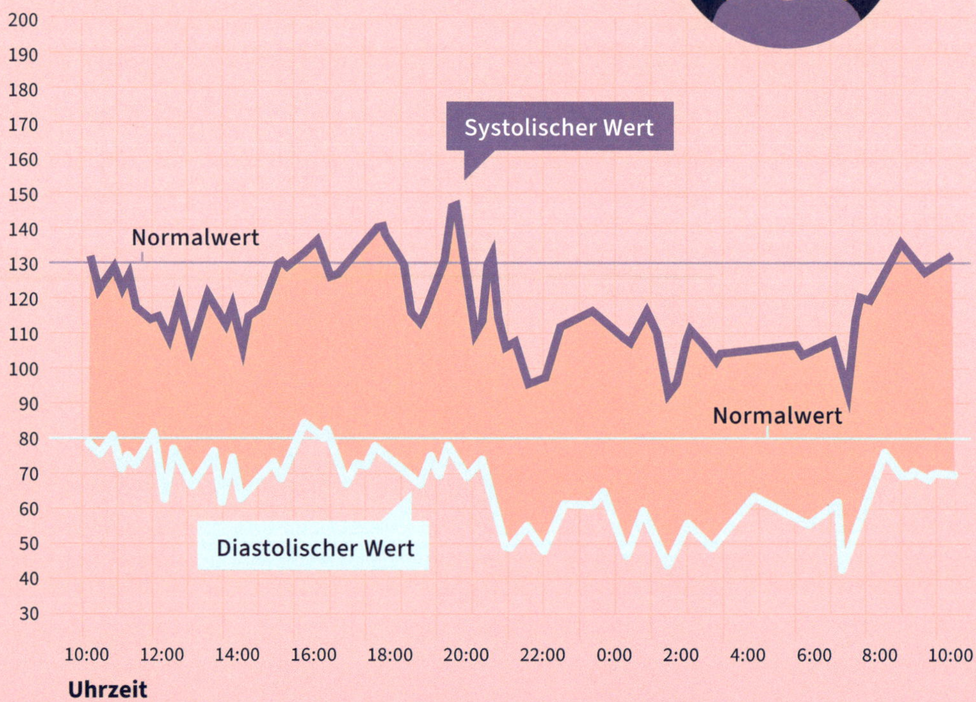

DEFINITION UND KLASSIFIKATION VON BLUTDRUCK (MMHG)

	SYSTOLISCHER WERT / DIASTOLISCHER WERT
Optimal	< 120 und < 80
Normal	120–129 und/oder 80–84
Hochnormal	130–139 und/oder 85–89
Hypertonie Grad 1	140–159 und/oder 90–99
Hypertonie Grad 2	160–179 und/oder 100–109
Hypertonie Grad 3	≥ 180 und/oder ≥ 110
Isolierte systolische Hypertonie	> 140 und < 90

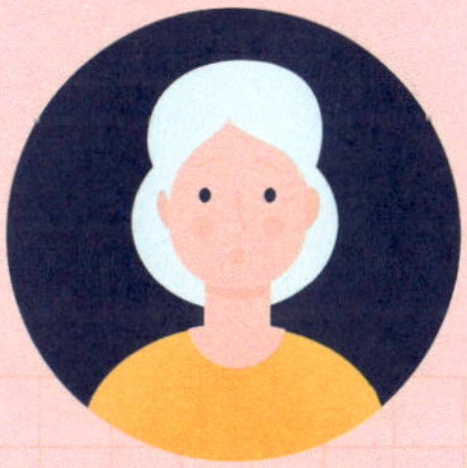

24-h-Blutdruckprofil eines Hochdruckkranken

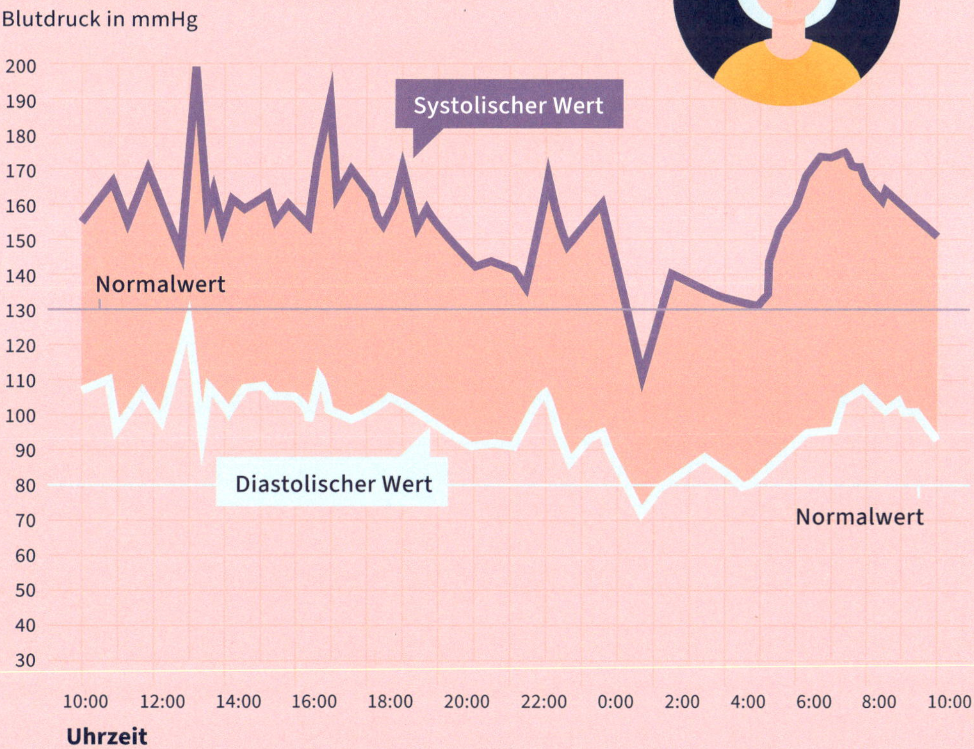

6 Wie macht sich ein chronischer Bluthochdruck bemerkbar?

Bluthochdruck kommt still und leise ohne auffällige Beschwerden; anders als andere Erkrankungen verursacht er zum Beispiel keine Schmerzen oder Übelkeit. Daher wird er meist zufällig bei einer Routine-Messung oder beim Gesundheitscheck entdeckt. Oft wird er auch erst festgestellt, wenn man die Ursachen eines Herzinfarktes oder eines Schlaganfalls abklärt. Weil viele Betroffene lange nicht von ihrem Bluthochdruck wissen und deshalb erst spät eine Behandlung bekommen, in manchen Fällen sogar erst, wenn bereits Organe geschädigt sind, nennt man ihn den „stillen Killer". Manchmal treten Hinweise wie Schwindel oder Kopfschmerzen auf, werden aber meist anderen Ursachen zugeschrieben. Erst bei einem schon deutlich erhöhten Blutdruck treten zuweilen spürbare Beschwerden auf, wie Kopfschmerz, Schwindel, Übelkeit, Ohrensausen, Nasenbluten, Abgeschlagenheit oder Schlaflosigkeit. Bei stark erhöhtem Druck können ein Engegefühl in der Brust (Angina pectoris), Luftnot, Sehstörungen, psychomotorische Unruhe, neurologische Ausfälle und Erbrechen auftreten. Vor allem Menschen, die in der Jugend einen optimalen Blutdruck hatten, fallen oft aus allen Wolken, wenn sie im Alter plötzlich hohe Werte haben. Aber auch sportliche und schlanke Menschen können einen unbemerkten Hochdruck haben.

7 Wie diagnostizieren Ärzte bei Verdacht einen Bluthochdruck?

Ihr Arzt fragt nach Ihrer Krankengeschichte und ob es in Ihrer Familie Bluthochdruckfälle gibt. Meist folgt eine körperliche Untersuchung: An beiden Armen wird der Blutdruck gemessen. Ein EKG zeichnet die elektrische Aktivität des Herzens auf. Hinzu kommt eine 24-Stunden-Blutdruckmessung. Sie zeigt, wie sich der Druck im Laufe eines Tages und einer Nacht entwickelt (siehe Kapitel2, Frage 5). Bestätigt sich der Verdacht auf einen Bluthochdruck, zeigen weitere Untersuchungen und Blutwerte, ob Folgeschäden an Organen oder andere Erkrankungen vorliegen und wie hoch das Herz-Kreislauf-Risiko insgesamt ist.

Dafür müssen Ihr Blut und Ihr Urin analysiert werden. Genauer gesagt werden Mikroeiweiße im Urin, Blutzucker und Blutfettwerte untersucht, es werden die Elektrolytwerte Natrium, Kalium, Kalzium im Blut bestimmt, außerdem Harnsäure, Leberfunktionsparameter und Hämoglobin. Mit diesen Informationen kann Ihr Arzt dann Ihre Risiken abschätzen und die weitere Therapie planen.

8 Ist Bluthochdruck eine Zivilisationskrankheit?

Weitestgehend ja. Vermutlich liegt in neun von zehn Fällen die Ursache eines chronisch erhöhten Blutdrucks in unserer modernen Lebensweise, die sich durch Bewegungsmangel, Über- bzw. Fehlernährung, Übergewicht sowie starken Stress auszeichnet. Schon ein einzelner dieser Faktoren lässt den Blutdruck ansteigen! Kommen im schlimmsten Fall alle zusammen, kann der Druck über Jahre hinweg unbemerkt in gefährliche Höhen steigen. So zählt Bluthochdruck zu den am weitesten verbreiteten Zivilisationskrankheiten. Und er verursacht mit seinen gravierenden Folgen enorme Kosten im Gesundheitswesen. Dabei ließe er sich schon mit einfachen Präventionsmaßnahmen vermeiden.

Das Metabolische Syndrom

Die Entwicklung eines Bluthochdrucks kann beschleunigt und seine schädliche Wirkung vergrößert werden, wenn andere typische Zivilisationserkrankungen hinzukommen. Diese verstärken sich dann gegenseitig in ihrer negativen Wirkung – sie werden als **Metabolisches Syndrom** oder „tödliches Quartett“ zusammengefasst: Dazu gehören ein erhöhter Blutdruck, erhöhter Blutzucker (Diabetes mellitus), erhöhte Blutfettwerte (Hyperlipidämie) und ein erhöhtes Körpergewicht (Adipositas).

Haben Sie mindestens **drei der folgenden Risikofaktoren,** liegt bei Ihnen ein Metabolisches Syndrom vor:

- Taillenumfang bei Frauen über 88 cm, bei Männern über 102 cm
- Nüchtern-Blutzucker von über 100 mg/dl
- Triglyceride von über 150 mg/dl (nüchtern)
- HDL-Cholesterin von unter 40 mg/dl bei Frauen und unter 50 mg/dl bei Männern
- Blutdruckwerte von über 130/85 mmHg

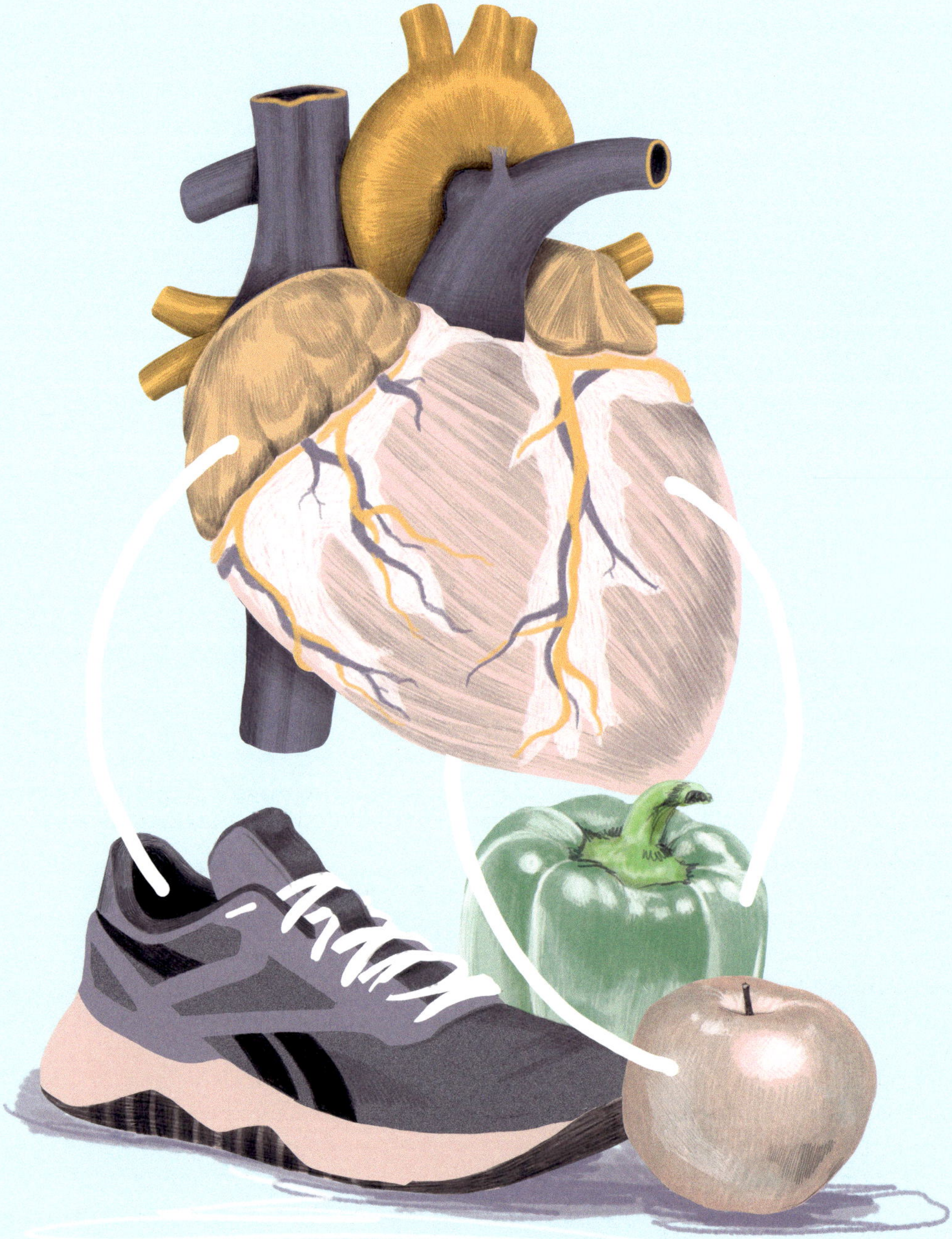

„Mehr Prävention und Aufmerksamkeit für den Bluthochdruck wären notwendig."

Bringt ein höherer Lebensstandard unweigerlich mehr Hochdruck-Patienten mit sich?

PROF. DR. JOACHIM WEIL: Ja, das könnte man so sagen, denn der höhere Lebensstandard bedeutet auch viele ungünstige Faktoren wie Bewegungsmangel, Fehlernährung, Übergewicht, Diabetes und einige andere. Das sind allesamt Risikofaktoren für einen hohen Blutdruck. Wenn sich an diesen Rahmenbedingungen und am Umgang mit der Erkrankung nichts ändert, sprich, wenn nicht eine bessere Prävention, also Vorbeugung auf den Weg gebracht wird, werden wir weiter steigende Zahlen haben.

Könnte man im Umkehrschluss sagen, dass Menschen in ärmeren Ländern blutdruckgesünder leben?

WEIL: Für manche Regionen mag das zutreffen, weil sich die Menschen dort meist viel mehr bewegen als bei uns und sich auch gesünder, vor allem salzärmer ernähren. Wir sehen allerdings gleichzeitig auch einen deutlichen Anstieg von Erkrankungszahlen in vielen Entwicklungs- und Schwellenländern. Wo nach und nach eine Verwestlichung passiert, also unsere modernen westlichen Lebensgewohnheiten übernommen werden, steigt auch der Blutdruck in der Bevölkerung.

Ist eine Umkehr des Trends überhaupt noch absehbar? Mit welchen Zahlen in Deutschland rechnen Sie in den nächsten Jahrzehnten?

WEIL: Eine Umkehr ist eher unwahrscheinlich. Denn der demografische Faktor schlägt hier voll zu: Die Menschen bei uns werden immer älter und immer übergewichtiger. Es gibt aktuelle Daten, die einen Anstieg in den USA bis zum Jahr 2060 um weitere rund 30 Prozent prognostizieren. Und bei uns dürfte die Entwicklung ähnlich verlaufen. Das heißt, wir werden dann über 30 Millionen Menschen mit einem ärztlich diagnostizierten Bluthochdruck haben. Dazu kommt die bekanntlich hohe Dunkelziffer von Menschen, die noch gar nichts von ihrer Hypertonie wissen und daher auch in keinen Behandlungsstatistiken auftauchen.

> *„Vorsorge rettet Leben.“*

Welche Kosten verursacht die Behandlung der Hypertonie-Folgen im deutschen Gesundheitssystem?

WEIL: Die Behandlung der Hypertonie selbst ist ja verhältnismäßig günstig, die Medikamente sind inzwischen nicht mehr teuer. Was dagegen wirklich horrende Kosten verursacht, sind die Folgeerkrankungen wie Herzinfarkte, Schlaganfälle oder die chronische Dialyse – ein Blutreinigungsverfahren bei Nierenversagen. Diese Kosten sind immens und sie werden weiter steigen. Zudem fallen die Betroffenen auch am Arbeitsplatz aus, was weitere Kosten verursacht. Dagegen ist die medikamentöse Behandlung der Hypertonie vergleichsweise preisgünstig. Es sollte uns allen bewusst sein, dass der Bluthochdruck am Anfang vieler sehr gefährlicher Herz-Kreislauf-Erkrankungen steht.

Werden die Risiken des Bluthochdrucks in der Gesundheitspolitik ernst genug genommen?

WEIL: Nein. Diese Risiken sind in der Gesundheitspolitik immer noch unterrepräsentiert. Hier wären viel mehr Prävention und öffentliche Aufmerksamkeit nötig, viel mehr Initiativen wie beispielsweise der weltweite „May Measure Month“. Es braucht mehr solcher globaler Informationskampagnen. Aber es wäre auch Aufgabe aller behandelnden Ärzte, sich immer wieder zu fragen: Wie schaffe ich mehr Aufmerksamkeit für die Erkrankung und wie bekomme ich meine Patienten dazu, die Medikamente regelmäßig zu nehmen und die Therapie wirklich durchzuziehen? Denn leider nehmen viele Patienten ihren Hochdruck nicht ernst genug.

Gibt es dazu Zahlen?

WEIL: Ja, entsprechend aktuellen Studien aus Europa nehmen nach einem Jahr 17 Prozent der Patienten ihre Medikamente gar nicht mehr und 44 Prozent nur noch teilweise. Das heißt: Nur 30 bis 40 Prozent aller Patienten nehmen ihre Medikamente so ein, wie es eigentlich nötig wäre. Vor allem junge Männer und Patienten, die mehrere Medikamente nehmen müssen, lassen bei der Therapietreue nach.

Ist das Thema während der Pandemie aus dem Blick geraten, steht die Hypertonie im „Schatten" von Covid-19?

WEIL: Eigentlich hat die Pandemie dem Bluthochdruck sogar vorübergehend mehr Aufmerksamkeit verschafft, da er ein inzwischen bekannter Risikofaktor für schwere Verläufe ist und schlechtere Prognosen bei den betroffenen Patienten bedeutet. Aber das hat nicht ausgereicht, um wirklich zu einem Umdenken zu führen.

Was müsste passieren, um mehr Aufmerksamkeit für den „stillen Killer" zu schaffen und die Menschen stärker für seine Risiken zu sensibilisieren?

WEIL: Die Gesundheitspolitik, die Krankenkassen und die behandelnden Ärzte müssten mehr Aufmerksamkeit für diese Erkrankung und ihre schwerwiegenden Folgen für die Gesundheit schaffen. Oft fehlt es dafür einfach am Geld und auch am guten Willen. Sowohl Krankheitsprävention als auch Gesundheitsförderung spielen in der deutschen Versorgungslandschaft eher eine untergeordnete Rolle, dies gilt auch für den Bluthochdruck. Die aktuelle Ausrichtung unserer Versorgungssysteme auf die Therapie und Heilung von Krankheiten ist mit hohen Kosten verbunden. Häufig wird dadurch auch die Eigenverantwortung geschwächt. Hier muss langfristig ein Umdenken stattfinden.

Wie kann das konkret geschehen?

WEIL: Der Aufbau evidenzgesicherter nationaler Präventionsprogramme gegen die wichtigsten Volkskrankheiten wie die Hypertonie bietet die Chance, das Versorgungsniveau unseres Gesundheitssystems zu erhalten und langfristig die Bezahlbarkeit zu sichern. Das heißt konkret: Man müsste den Menschen noch viel klarer machen, dass sie mit einfachen und kostengünstigen Maßnahmen unheimlich viel Gutes für die eigene Gesundheit tun können: den Blutdruck zu Hause selbst messen und bei dauerhaft zu hohen Werten den Arzt aufsuchen, den Salzkonsum reduzieren, regelmäßig Sport machen und Übergewicht abbauen! Lassen Sie sich erklären, wie das Messen geht, und tun Sie es regelmäßig. Diese einfachen Maßnahmen können vor viel Leid bewahren.

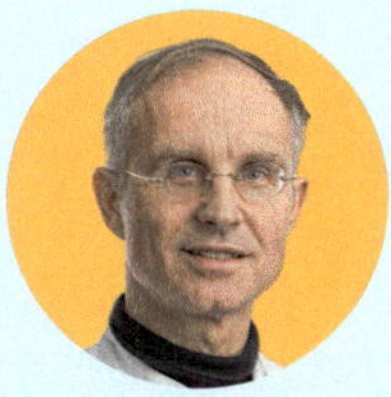

PROF. DR. JOACHIM WEIL,
Facharzt für Innere Medizin, Kardiologie, Pharmakologie und Toxikologie, Direktor des Herz- und Gefäßzentrums (HGZ) der Sana Kliniken Lübeck und stellvertretender Vorsitzender der Deutschen Hochdruck-Liga (DHL)

9 Welche Rolle spielt Übergewicht?

Zu viele Pfunde auf der Waage treiben unseren Blutdruck in die Höhe: 30 bis 60 Prozent aller Fälle von Bluthochdruck gehen auf Übergewicht zurück. Bei stark übergewichtigen Menschen kommt Bluthochdruck dreimal häufiger vor als bei Menschen mit Normalgewicht.

Je stärker das Normalgewicht überschritten wird, desto mehr muss das Herz arbeiten, also mehr Blut pumpen, um den Körper mit Blut zu versorgen. Das vermehrte Blutvolumen fließt mit erhöhtem Druck durch den Körper.

Bei Übergewicht ist zudem ein Teil des vegetativen Nervensystems aktiviert, das sogenannte sympathische Nervensystem. Es sorgt für die Ausschüttung von Hormonen und Enzymen, die den Blutdruck steigen lassen, vor allem Cortisol und Aldosteron.

Fatal wirkt sich vor allem das innere Bauchfett aus, also Fettdepots im Bauchraum und an den inneren Organen. Dieses „viszerale“ (die Organe betreffende) Fett beeinflusst den Stoffwechsel besonders ungünstig.

Es aktiviert durch die Freisetzung des Hormons Leptin das sympathische Nervensystem, was dazu führt, dass der Blutdruck steigt. Zudem befeuert das viszerale Bauchfett Entzündungsprozesse im Körper, die die Gefäße schädigen können (mehr dazu im Kapitel 4).

10 Treiben alkoholische Getränke den Blutdruck in die Höhe?

Ja. Alkohol ist tückisch, denn erst erweitert er die Blutgefäße und senkt so vorübergehend den Blutdruck. Danach führt er zur Gefäßverengung, wodurch der Blutdruck steigt. Der Grund: Alkohol aktiviert das sympathische Nervensystem (siehe dazu Frage 2 im Kapitel 5: „Was macht Stress mit dem Körper?“). Als Folge werden kreislaufaktive Hormone wie Adrenalin und Noradrenalin ausgeschüttet. Sie sorgen dafür, dass die Blutgefäße enger gestellt werden und der Blutdruck steigt. Bei Bluthochdruck-Patienten kann er nach 50 Gramm Alkohol, was etwa einem Liter Bier entspricht, vorübergehend um 5–10 mmHg steigen. Bei regelmäßigem Genuss von mehr als 30 Gramm Alkohol pro Tag nimmt das Risiko für die Entwicklung eines Bluthochdrucks gegenüber Nichttrinkern um das Doppelte zu. Alkoholkonsum in dieser Menge ist laut Hochdruckliga nach dem Übergewicht die zweitwichtigste Ursache für Bluthochdruck und für rund zehn Prozent aller Fälle verantwortlich. Besser also, Sie verzichten auf das tägliche Feierabendbier (siehe auch Kapitel 4 ab Seite 72)!

11 Und was bewirken Zigaretten?

Mit jeder Zigarette beschleunigt sich der Herzschlag, gleichzeitig werden die Gefäße enger gestellt. Das Herz muss stärker pumpen, um auch die weit entfernten kleinen, nun eng gestellten Blutgefäße zu erreichen: oft zu erkennen an den typischen kalten Händen. Der Grund: Nikotin aktiviert das sympathische Nervensystem. Dieses versetzt den Körper in Alarmbereitschaft, indem es vermehrt die Neurotransmitter Noradrenalin und Vasopressin ausschüttet. Sie stellen die Gefäße enger und steigern die Herzschlagfrequenz. Nach dem Genuss einer Zigarette steigt der Blutdruck für zehn Minuten um bis zu 30 mmHg. Die Herzfrequenz nimmt zu, der Puls wird um bis zu 30 Schläge pro Minute schneller.

Zudem vermindert das Einatmen von Kohlenmonoxid die Sauerstoffversorgung des Körpers und verändert die Fließeigenschaften des Blutes. Giftstoffe aus der Zigarette, Kohlenmonoxid und Benzpyrene, verursachen kleine Verletzungen an der Innenschicht der Blutgefäße (Endothel). Das begünstigt eine Arteriosklerose, die zu Engstellen oder sogar Verschlüssen in den Gefäßen führen kann. Eine Engstelle an der Halsschlagader kann einen Schlaganfall auslösen. Auch das oft als harmlos angesehene „Dampfen" von E-Zigaretten hat negative Folgen. Sie beeinflussen über das enthaltene Nikotin den Blutdruck (Tipps zum Aufhören im Kapitel 4 unter Frage 8).

Gut zu wissen

Hochdruckkranke könnten ihr Herzinfarkt- oder Schlaganfallrisiko um die Hälfte verringern, würden sie das Rauchen aufgeben!

12 Warum kann auch ein erhöhter Salzkonsum gefährlich werden?

Natriumchlorid – so der chemische Name von Salz – spielt eine zentrale Rolle beim Bluthochdruck. Der Grund: Menschen, die aufgrund ihrer genetischen Veranlagung zur sogenannten Salzsensitivität neigen, lagern vermehrt Salz im Körper ein, anstatt es über den Urin auszuscheiden.
Dieses Salz bindet Wasser im Körper, so steigen das Flüssigkeitsvolumen im Herz-Kreislauf-System und auch der Blutdruck. Experten schätzen, dass 30 bis 40 Prozent der Hochdruckkranken salzsensitiv sind; und ihr Anteil nimmt im Alter zu. Neue Studien zeigen außerdem Effekte von Salz auch via Darm und Immunsystem: Größere Salzmengen drosseln die Energieproduktion in den Mitochondrien, den „Kraftwerken" unserer Immunzellen.
Das kann chronische Entzündungsreaktionen verursachen. Die Unterversorgung der Mitochondrien stört außerdem die Arbeit von Herz- und Nervenzellen und gefährdet den Blutkreislauf. Mehr zum Thema Salz lesen Sie auf Seite 79.

13 Wird hoher Blutdruck vererbt?

Ja, auch unsere Erbanlagen spielen eine Rolle, bestimmte Genveränderungen erhöhen das Risiko, daher tritt Hochdruck in Familien häufiger auf. Vielleicht hatten Ihre Eltern und Großeltern schon Bluthochdruck und mussten Tabletten nehmen? Oder ein naher Verwandter verstarb an einem Herzinfarkt oder Schlaganfall?
Doch wir erben nicht nur die Gene. In der Regel ernähren sich Familien auch ähnlich (un)gesund und pflegen einen vergleichbaren Lebensstil. Auf diese Weise werden Risikofaktoren an die nächste Generation „weitergegeben".
Die gute Nachricht: Mit einer gesunden Lebensweise können Sie der erblichen Veranlagung gegensteuern.
Mit einer ausgewogenen Ernährung, wenig Kochsalz, Normalgewicht, viel Bewegung bei gleichzeitiger Alkohol- und Nikotinabstinenz können Sie ein genetisch erhöhtes Hypertonie-Risiko ausgleichen.

14 Welche Rolle spielt das Alter?

Mit dem Älterwerden steigt der Blutdruck – zwischen dem 40. und 70. Lebensjahr im Durchschnitt um 20 bis 30 mmHg. Das zeigt sich an den Erkrankungszahlen: Von 2009 bis 2018 stieg die Zahl der gesetzlich Versicherten in Deutschland mit diagnostizierter Hypertonie von 17 Millionen auf 19 Millionen an.

Etwa die Hälfte dieser Zunahme ist auf den wachsenden Anteil älterer Menschen in der Bevölkerung zurückzuführen. Bei beiden Geschlechtern steigt die Rate mit dem Älterwerden.

Männer erkranken besonders häufig ab dem 55. Lebensjahr, Frauen, bedingt durch die Wechseljahre, sogar schon etwas früher, ab 50. Und laut dem Robert Koch-Institut haben bei den 65- bis 79-Jährigen in Deutschland über 70 Prozent einen hohen Blutdruck.

Der Grund für den Anstieg liegt in den Gefäßen: Ihre Wände versteifen mit den Jahren und können sich weniger gut erweitern, wenn das Herz mehr Blut pumpt. Die Gefäß-Steifheit führt zur typischen Altershypertonie, bei der nur der obere Blutdruckwert erhöht ist.

Man spricht dann vom systolisch erhöhten Blutdruck oder der isolierten systolischen Hypertonie.

15 Warum werden immer mehr Jüngere krank?

Lange galt Bluthochdruck als typische Alterserkrankung. Doch inzwischen sind auch immer mehr jüngere Menschen betroffen. Die Deutsche Hochdruckliga schätzt, dass bereits fünf Prozent der Kinder in Deutschland zu hohe Blutdruckwerte aufweisen. Das entspricht etwa 700 000 Kindern. Die Hauptursachen sind, wie bei den Erwachsenen auch, meist durch den Lebensstil bedingt: zu hoher Salzkonsum, Übergewicht und zu wenig Bewegung.

16 Sind Frauen und Männer unterschiedlich betroffen?

Jein. In jungen Jahren haben Frauen die Nase vorn. Denn das weibliche Geschlechtshormon Östrogen wirkt blutdrucksenkend und schützt vor Herz-Kreislauf-Erkrankungen. Es beeinflusst das Gefäßsystem positiv, indem es die Gefäße erweitert. Zudem verhindert es Umbauprozesse in den Gefäßen und sorgt so dafür, dass sie elastisch bleiben. Der Effekt: Jüngere Frauen leiden seltener an Bluthochdruck und Herz-Kreislauf-Erkrankungen als Männer. Das macht sich in den Statistiken bemerkbar: Laut RKI haben 53 Prozent der Frauen, aber nur 29 Prozent der Männer in Deutschland einen optimalen Blutdruck. Frauen wissen zudem mehr über Bluthochdruck und lassen sich eher behandeln als Männer. In den Wechseljahren geht der Vorteil leider verloren, denn der weibliche Östrogen-Spiegel sinkt. Zudem können in der Menopause Ängste und Schlafstörungen auftreten. Auch das erhöht den Blutdruck. Der Effekt: Die Zahlen bei Frauen und Männern gleichen sich im Alter an. Spätestens mit Eintritt in die Wechseljahre sollten Frauen also ihren Blutdruck kontrollieren und einen gesunden Lebensstil pflegen.

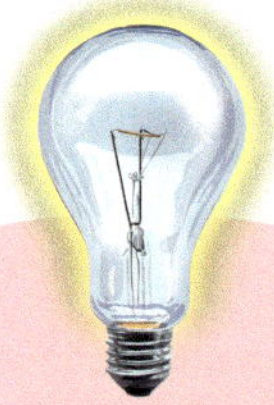

Gut zu wissen

Spätestens mit Eintritt in die Wechseljahre geht der Östrogen-Vorteil der Frauen verloren: Im Alter gleichen sich dann die Bluthochdruck-Zahlen bei Frauen und Männern an.

Bluthochdruck durch Schwangerschaft – was tun?

In der Schwangerschaft steigt der Blutdruck leicht, das ist normal. Etwa zehn Prozent aller Schwangeren aber haben einen Bluthochdruck. Er war entweder schon vorher da oder hat sich erst in der Schwangerschaft, meist nach der 20. Woche, entwickelt. Über die üblichen Vorsorgeuntersuchungen hinaus sollte er engmaschig kontrolliert werden, denn gelegentlich kann es zu Komplikationen wie Präeklampsie oder Eklampsie kommen. Erstere bezeichnet das erstmalige Auftreten oder eine Verschlimmerung von Bluthochdruck in Kombination mit einer vermehrten Eiweißausscheidung im Urin.

Handelt es sich um eine schwere Präeklampsie oder wird diese nicht behandelt, kann es zu Krampfanfällen (Eklampsie) kommen. In der Regel klingt der Schwangerschafts-Hochdruck innerhalb von zwölf Wochen nach der Entbindung wieder ab. Die Einteilung des Blutdrucks weicht bei Schwangeren von den üblichen Werten ab:

Normaler Blutdruck:
Unter 140/90 mmHg
Leichter bis mäßiger Bluthochdruck:
140–159/90–109 mmHg
Schwerer Bluthochdruck:
Ab 160/110 mmHg

17 Welche Rolle spielen die Hormone?

Hormone wirken sich vielfältig auf den Blutdruck aus: Der Östrogenspiegel steigt bei Frauen bei Einnahme der „Pille“ und während der Schwangerschaft (siehe Kasten oben). In den Wechseljahren sinkt der Östrogenspiegel, die Gefäße werden steifer und der Blutdruck steigt. Gleichzeitig steigt der Spiegel des männlichen Hormons Testosteron.
Das führt dazu, dass sich mehr Bauchfett anlagert. Dieses Bauchfett bildet – bei beiden Geschlechtern – Hormone und Enzyme, die das Risiko für Bluthochdruck erhöhen.

Daneben verursachen bei beiden Geschlechtern bestimmte Erkrankungen Hormonprobleme, die sich auf den Blutdruck auswirken.
Die sogenannten endokrinen Erkrankungen sind etwa Fehlfunktionen der Schilddrüse, der Nebennierenrinde oder anderer hormonbildender Organe. Gerade bei Jüngeren und bei Betroffenen aller Altersklassen, bei denen der Bluthochdruck trotz Einnahme von Medikamenten nicht sinkt, müssen hormonelle Ursachen ärztlich abgeklärt werden.

18 Können auch andere Krankheiten Bluthochdruck verursachen?

Ja, dann spricht man vom sogenannten sekundären Bluthochdruck. Der ist allerdings seltener und macht nur etwa zehn bis 15 Prozent aller Fälle aus. Er entsteht, wenn der Blutdruck infolge bestimmter Erkrankungen ansteigt. Aber auch bei therapieresistentem Bluthochdruck kommt oft ein nicht erkannter sekundärer Hochdruck infrage. Weitere Untersuchungen und Behandlungen sind dann nötig:

- **Die nierenbedingte (renale)** Form des Bluthochdrucks kann nach Nierenentzündungen und/oder bei einer Verengung der Nierenarterien auftreten.
- Angeborene Missbildungen der Hauptschlagader, Gefäßveränderungen oder Schäden am Herzen sind Ursachen der **vaskulären** Form.
- Die **endokrine** Form des Bluthochdrucks tritt bei Fehlfunktionen der Schilddrüse und/oder anderen Drüsenfehlfunktionen auf.
- Der **primäre Hyperaldosteronismus** (PHA, auch Conn-Syndrom genannt) ist eine Erkrankung der Nebennieren, bei der das Hormon Aldosteron vermehrt gebildet wird und dies den Blutdruck erhöht.
- Die **neurologisch** bedingte Form kann zum Beispiel durch Tumoren im Gehirn entstehen.
- Das **Schlafapnoe-Syndrom**, also Atemaussetzer während des Schlafs, kann ebenfalls den Blutdruck steigen lassen (siehe Infokasten).
- Auch manche **Medikamente** können den Blutdruck erhöhen: Verhütungsmittel, Schilddrüsenhormone oder Psychopharmaka. Nehmen Sie solche Medikamente dauerhaft ein, messen Sie regelmäßig!

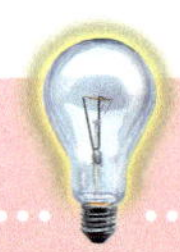

Was tun bei Schlafapnoe?

Das obstruktive Schlafapnoe-Syndrom (OSAS) kann ein Grund für einen schwer einstellbaren oder nächtlichen Bluthochdruck sein. Dabei kommt es während des Schlafs immer wieder zu Atempausen. Das kann, muss aber nicht mit Schnarchen verbunden sein. Die Schlafqualität ist stark beeinträchtigt. Therapiert wird die Schlafapnoe in der Regel mit einer Atemmaske, die Raumluft in die Nase und zum Teil auch in den Mund bläst. Das verhindert, dass die Atemwege zusammenfallen und die Luftzufuhr unterbrochen wird. Auch eine individuell angefertigte Biss-Schiene kann helfen. Begleitend sollte auf Alkohol verzichtet und das Gewicht reduziert werden.

19 Wie geht der Arzt bei Verdacht auf einen sekundären Bluthochdruck vor?

Grundsätzlich muss bei jedem Bluthochdruck vor dem 30. Lebensjahr, wenn kein Hochdruck in der Familie oder kein starkes Übergewicht vorliegt, an eine sekundäre Hypertonie gedacht werden. Auch wenn ein Hochdruck sehr plötzlich neu auftritt, klärt der Arzt diesen Verdacht ab – ebenso bei einer plötzlichen Verschlechterung eines bis dahin gut eingestellten Bluthochdrucks oder bei extrem hohen Werten. Auch wenn verschiedene Blutdruckmedikamente nicht die gewünschte Wirkung zeigen, der Blutdruck in der Nacht nicht sinkt oder bei Organschäden denkt Ihr Arzt an das Vorliegen einer sekundären Hypertonie – ebenso bei extrem hohen Kaliumwerten im Blut. Die Grunduntersuchungen bei einem Bluthochdruck (siehe Frage 7) erlauben meist schon einen Verdacht, dann folgen weitere Untersuchungen.

20 Warum ist Bluthochdruck keine vorübergehende Krankheit?

In der Regel bleibt ein Bluthochdruck bestehen, solange seine Ursachen nicht behoben sind oder er nicht mit Medikamenten gesenkt wird. Das heißt: Da für die meisten der Hochdruck-Fälle der Lebensstil verantwortlich ist, bleibt er bestehen, solange wir am Lebensstil nichts verändern. Auch die besten Medikamente setzen nur an den Symptomen an, sie beseitigen nicht die Ursachen. Das mag niederschmetternd klingen, birgt jedoch eine große Chance: Es liegt zum größten Teil an Ihnen, wie sich Ihr Bluthochdruck in den nächsten Monaten und Jahren entwickelt. Sie haben es buchstäblich selbst in der Hand! Was Sie alles tun können, um Ihren Blutdruck zu senken, erfahren Sie in den nächsten Kapiteln.

21 Gefahr für den Organismus: Was sind die Langzeitfolgen?

Wird ein Bluthochdruck diagnostiziert, ist immer eine ärztliche Beratung vonnöten. Denn die Hypertonie ist der Hauptrisikofaktor für Herz-, Gefäß- und Nierenerkrankungen. Bleibt er lange unbehandelt, treibt er das Risiko für Schlaganfall, Herzinfarkt, Herzmuskelschwäche und Rhythmusstörungen in die Höhe. Die Wahrscheinlichkeit, vorzeitig zu sterben, ist höher als bei Menschen mit einem normalen Blutdruck. Zu den gravierendsten Folgen zählen:

- **Herzinfarkt**
- **Schlaganfall**
- **Herzschwäche (Herzinsuffizienz)**
- **Verdickung des Herzmuskels (Herzhypertrophie)**
- **Schädigung und Verengung der Herzgefäße (Koronare Herzkrankheit)**
- **Vorhofflimmern**
- **Nierenversagen**
- **Beinarterienverengung**
- **Halsschlagaderverengung**
- **Nierenarterienverengung**
- **Erkrankung der Netzhaut im Auge (Retinopathie)**
- **Erektionsstörungen**
- **Gefäßwanderweiterung (Aneurysma)**
- **Demenz**

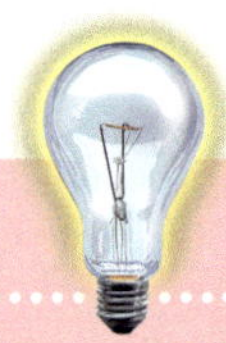

Bluthochdruck als Risikofaktor bei Corona

Schon in der ersten Welle der SARS-CoV-2-Pandemie entdeckten Mediziner, dass Hypertonie auch ein Risikofaktor für schwere COVID-19-Krankheitsverläufe ist. Unbehandelter Bluthochdruck geht mit einem höheren Risiko für schwere COVID-19-Verläufe einher. Seine medikamentöse Therapie hingegen senkt das Risiko für schwere Verläufe der Viruserkrankung.

Gut zu wissen

Eu oder Dis: die zwei Seiten von Stress
Eustress ist für alle Leistungen erforderlich, die wir zu erbringen haben. Er ist Freude und die Anspannung vor bestimmten Situationen. Folgt auf die Anspannung aber keine Entspannung mehr, entsteht schlechter Stress, Disstress eben.

22 Welche Rolle spielt Stress?

„Ich bin mal wieder auf 180!" Das steht sprichwörtlich für starken Stress und zeigt, dass uns der Zusammenhang von Stress und Blutdruck eigentlich klar ist. Leiden Sie an Ängsten, chronischer Anspannung oder permanenter Zeitnot, kann das den Blutdruck treiben.

Auch wer das Gefühl hat, ständig zu wenig Hilfe durch Familie, Partner, Freunde oder Kollegen zu bekommen, und wer mit Angst oder Ärger nicht so gut umgehen kann, läuft eher Gefahr, einen erhöhten Blutdruck zu bekommen. Stress aktiviert das sympathische Nervensystem. Und das ist evolutionsbiologisch eng verknüpft mit jenen Impulsen von Flucht und Kampf, die unsere Vorfahren überleben ließen. Unser Organismus ist dann in Daueralarmbereitschaft: Stresshormone wie Adrenalin und Cortisol zirkulieren vermehrt im Blut. Ohne Ausgleich kann chronischer Stress das Herz-Kreislauf-System schädigen: vor allem über die Erhöhung der Blutgerinnungsneigung und der Blutfettwerte sowie über die Verfettung und Verkalkung (Arteriosklerose) der Herzkranzgefäße.

Ob der Stress direkt ursächlich beteiligt ist oder lediglich ein Risiko schafft, wo andere Faktoren vorhanden sind, ist noch nicht eindeutig geklärt. Klar ist, dass er auf Dauer Bluthochdruck mit verursacht. Hier setzen Entspannungstechniken und Psychotherapie an, die Sie in Kapitel 5 kennenlernen.

BLUTHOCHDRUCK-QUIZ

Testen Sie Ihr Wissen!

Nun haben Sie schon viel über Bluthochdruck erfahren. Testen Sie an dieser Stelle Ihr Wissen mit unserem kleinen Bluthochdruck-Quiz

1

Welche Ernährungsfaktoren erhöhen den Druck?

- (a) Alkohol und Kochsalz
- (b) Abendessen nach 19 Uhr
- (c) Häufig wechselnde Diäten

2

Ab wann ist der Blutdruck zu hoch?

- (a) Das hängt von der Tageszeit ab
- (b) Ab 180/110 wird es kritisch
- (c) Bereits ab 140/90 ist er erhöht

3

Wen betrifft Bluthochdruck?

- (a) Nur ältere Menschen über 60
- (b) Abhängig vom Lebensstil und Genen, kann es jeden treffen
- (c) Nur Menschen, die viel Stress haben

4

Woran bemerkt man, dass man hohen Blutdruck hat?

- (a) Man bekommt in der Anfangsphase starke Kopfschmerzen
- (b) Am roten Kopf bei Ärger
- (c) Oft bemerkt man überhaupt keine Symptome

5

Wie wirkt Bluthochdruck im Körper?

- (a) Er verursacht nur vorübergehende Schäden
- (b) Er schädigt nachhaltig Blutgefäße und innere Organe
- (c) Das ist noch weitgehend unerforscht

AUFLÖSUNG:

1 ⓐ ist richtig:
Vor allem zu viel Kochsalz, Alkohol, aber auch sehr fett-, zucker- und kohlenhydratreiche Nahrungsmittel, die zu Übergewicht führen, verursachen einen Bluthochdruck.

2 ⓒ ist richtig:
Bereits ab einem Wert von 140/90 ist der Blutdruck erhöht.

3 ⓑ ist richtig:
Bluthochdruck kann man in jedem Alter bekommen, auch wenn die Krankheit bei Älteren gehäuft auftritt. Zwar nicht alle, aber deutlich mehr über 65-Jährige leiden unter Bluthochdruck, da die Blutgefäße mit dem Alter starrer werden und den Druck nicht mehr so gut regulieren können.

4 ⓒ ist richtig:
Lange Zeit verursacht ein Hochdruck keinerlei Symptome und bleibt daher meist unbemerkt. Nur Messwerte lassen einen Hochdruck verlässlich erkennen, denn hinter Beschwerden wie Schwindel oder Kopfweh können auch andere Ursachen stecken.

5 ⓑ ist richtig:
Hochdruck schädigt die Blutgefäße und auch die Organe, vor allem das Herz, das Gehirn, die Nieren und die Augen. Rund die Hälfte aller Schlaganfälle und Herzinfarkte wären vermeidbar, wenn man rechtzeitig etwas gegen Bluthochdruck unternehmen würde.

Notizen

Glücklich sein hängt vor allem von der Gesundheit ab.

GEORGE WILLIAM CURTIS

2

Bluthochdruck – und jetzt?

Die ersten Schritte nach der Diagnose

In diesem Kapitel erfahren Sie Ihre ersten Maßnahmen nach der Diagnose. Sie lernen Schritt für Schritt, was Sie nun selbst tun können, um Ihren Blutdruck dauerhaft zu senken. Die Kurzformel lautet: konsequent messen und einen gesunden Lebensstil pflegen.

1 Was ist ein gutes Blutdruckmessgerät für zu Hause?

Jeder Mensch sollte seinen Blutdruck kennen! Das Messen zu Hause gibt Ihnen einen Überblick, wie sich Ihre Werte im Laufe der Zeit verändern. Inzwischen gibt es viele gute preisgünstige Blutdruckmessgeräte. Kaufen Sie ein Gerät am besten in der Apotheke oder im Sanitätsfachhandel, dort können Sie sich verschiedene Modelle zeigen und die Handhabung erklären lassen. Verschiedene Gerätetypen sind auf dem Markt: mit Manschette für den Oberarm – der Klassiker, den Sie vielleicht aus Arztserien kennen. Diese messen am genauesten. Geräte für das Handgelenk sind handlicher und eignen sich für Reisen. Allerdings besteht bei ihnen die Gefahr, dass sie beim Messen nicht auf Herzhöhe gehalten und dadurch die Werte verfälscht werden. Eine Möglichkeit ist es, das Handgelenksmessgerät in die Praxis mitzubringen und dort die Werte zu vergleichen. So wissen Sie, wie exakt Ihr Gerät misst. Egal, für welches Modell Sie sich entscheiden: Wichtig ist, dass es exakt misst. Das CE-Zeichen sichert keine Messgenauigkeit; viele Geräte messen unzuverlässig. Daher prüft die Hochdruckliga Geräte und verleiht ihnen ein Prüfsiegel. Eine Übersicht über die zertifizierten Geräte finden Sie bei der DHL (Adresse im Kapitel 6). Auch Krankenkassen empfehlen diese Liste; Sie sind damit auf der sicheren Seite.

2 Was muss ich beim Messen beachten?

Messen Sie den Blutdruck täglich zur gleichen Zeit, morgens vor Einnahme der Blutdrucktabletten. Verzichten Sie vorher auf Koffein, Alkohol und Nikotin sowie auf Sport und Aufregung, die die Ergebnisse verfälschen können. Wichtig: Die Manschette sollte auf Herzhöhe sitzen. Bei Oberarmmanschetten ist deshalb die richtige Position fast automatisch der Fall, daher ist diese Messung weniger fehleranfällig. Handgelenksgeräte positioniert man auf Herzhöhe, indem man zum Beispiel bei rechtsseitiger Messung die rechte Hand auf die linke Schulter legt und mit der anderen Hand den Ellenbogen stützt.

3 Was sorgt für falsche Werte?

Beim Messen können schon kleine Fehler einen großen Unterschied machen. So tritt in der Praxis häufig der sogenannte Weißkitteleffekt auf: Wegen der Aufregung ergeben sich beim Arztbesuch höhere Werte. Zudem fehlen im Praxisalltag oft die Bedingungen fürs korrekte Messen. Dazu zählt etwa, dass man zuvor fünf Minuten ruhig sitzen und dass wenigstens zweimal hintereinander gemessen werden sollte. Die regelmäßige Selbstmessung zu Hause ist also eine sinnvolle Ergänzung. Freilich werden auch beim Messen zu Hause Fehler gemacht. Die Folgen: Falsche zu hohe Werte lösen unnötig Angst aus, dann werden Medikamente unter Umständen eigenständig höher dosiert. Falsche zu niedrige Werte wiegen in Sicherheit; dann werden wichtige Maßnahmen bei Ernährung und Bewegung vernachlässigt oder Medikamente eigenmächtig reduziert.

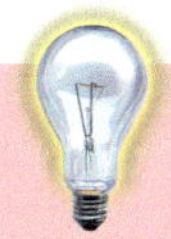

Häufige Messfehler und ihre Ursachen

Laut Deutscher Hochdruckliga (DHL) treten vor allem folgende Fehler beim Messen auf:

- **Die Manschette wurde zu schmal oder zu locker angelegt**
  → zu hohe Blutdruckwerte
- **Die Manschette ist zu breit**
  → zu niedrige Blutdruckwerte
- **Die Manschette wurde über der Kleidung angelegt oder der Oberarm war durch enge Kleidung eingeengt**
  → unzuverlässige Blutdruckwerte
- **Der Messpunkt lag unter Herzhöhe**
  → zu hohe Blutdruckwerte
- **Der Messpunkt lag über Herzhöhe**
  → zu niedrige Blutdruckwerte
- **Gekreuzte Beine beim Messen**
  → zu hohe Blutdruckwerte

4 Was bringt eine 24-h-Messung?

Bei widersprüchlichen Werten oder um den Behandlungserfolg mit einem Medikament zu überprüfen, kann eine Messung rund um die Uhr nötig sein. Und einmal im Jahr sollten Hochdruckpatienten den Blutdruck routinemäßig über

24 Stunden messen lassen. Dafür erhalten Sie ein kleines Gerät, das den Druck permanent aufzeichnet. Es lässt sich unauffällig unter der Kleidung tragen. Die Daten zeigen, ob es im Tagesverlauf zu Spitzen kommt und der Druck nachts ausreichend sinkt. Das stellt sicher, dass Sie medikamentös gut eingestellt sind. Für eine 24-Stunden-Messung sollten Sie einen für Ihren Alltag typischen Tag wählen und normalen Tätigkeiten nachgehen. Keinesfalls sollten Sie sich gezielt schonen in der Hoffnung, gute Werte zu erzielen.

5 Warum sind viele Messungen aussagekräftiger?

Ein Tagebuch erleichtert es, den Blutdruckverlauf auf einen Blick zu erkennen und etwaige Anstiege oder Senkungen zu entdecken. Sie können unsere Vorlage in der vorderen Buchklappe kopieren und regelmäßig führen oder einen Blutdruckpass aus der Apotheke holen. Technisch Versierte können bei der Hochdruckliga einen digitalen Blutdruckpass gratis herunterladen. Außerdem ermöglichen viele Messgeräte das Speichern der Daten, manche auch gekoppelt ans Smartphone oder den PC die Speicherung der Daten dort. Einige Messgeräte können die Daten via Handy auch direkt an die Praxis schicken.

Besser klassisch bei Herzrhythmusstörungen

Bei einigen Herzrhythmusstörungen, zum Beispiel Vorhofflimmern, sind normale vollautomatische Messgeräte oft nicht geeignet. Denn die meisten Geräte errechnen den Blutdruck aus den Schwingungen der Blutgefäßwand – das ist die oszillometrische Messung. Bei einer völlig unregelmäßigen Herzschlagfolge ist diese Messung aber fehlerbehaftet. Alternativ kann der Blutdruck manuell mit einer Oberarmmanschette und das Abhören der sogenannten Korotkow-Geräusche beim Druckablassen mit einem Stethoskop gemessen werden. Inzwischen gibt es auch automatische Blutdruckmessgeräte, die das Geräusch abhören.

6 Was können Apps?

Apps funktionieren über das Smartphone, viele lassen sich mit einem Blutdruckmessgerät koppeln und die Werte in ein digitales Tagebuch übertragen. Zudem erinnern Apps Sie daran, regelmäßig zu messen oder Ihre Medikamente einzunehmen. Nutzen Sie am besten Apps, die von Spezialisten entwickelt wurden. Die Deutsche Hochdruckliga prüft Apps und verleiht ihnen ein Siegel. Empfehlenswert ist auch eine App des Hypertonie-Zentrums München: Die „Hypertonie.App" erinnert ans Messen oder die Einnahme von Medikamenten, lässt Sie auf Fachinformationen zugreifen und gibt eine unmittelbare Rückmeldung zu Ihrem Blutdruck. Darüber hinaus informiert sie über Ursachen und Risikofaktoren und gibt Tipps zur nichtmedikamentösen Senkung.

7 Woran erkenne ich eine Blutdruckkrise?

Manchmal können die Blutdruckwerte stark ansteigen, etwa bei starkem Stress, einer plötzlichen seelischen oder körperlichen Belastung oder auch, weil man die Medikamente vergessen hat. Hinweise auf einen entgleisten Blutdruck können ein roter Kopf, Kopfschmerzen beziehungsweise „Druck im Kopf", Übelkeit, Erbrechen, Nasenbluten und ein starkes Zittern sein. Dann kommt es zu einer hypertensiven Krise: Der obere Wert steigt plötzlich auf über 180 oder der untere auf über 110. Messen Sie solch ungewohnt hohe Werte, bewahren Sie Ruhe, legen Sie sich hin und messen nach ein paar Minuten ein zweites Mal. Bleiben die Werte hoch, suchen Sie Ihren Arzt auf. Rufen Sie umgehend den Notarzt (112), wenn der Wert plötzlich sehr hoch ist und Schmerzen im Brustkorb, Atemnot, Schwindel, Übelkeit, Lähmungen, Kopfschmerz oder Seh-, Sprach- und Sprachverständnisstörungen hinzukommen. Diese Symptome können auf einen Herzinfarkt, Schlaganfall oder andere Organschäden hinweisen. Haben Sie eine Blutdruckkrise erlebt, besprechen Sie mit dem Hausarzt, ob Sie in so einer Situation eine zusätzliche Dosis Ihres Blutdruckmittels nehmen sollen.

So messen Sie richtig

Setzen Sie sich an einen Tisch, warten Sie fünf Minuten, bis sich akuter Stress gelegt hat. Dann bei der Messung den Oberkörper anlehnen und beide Füße nebeneinander auf den Boden stellen. Nicht sprechen, fernsehen oder aufs Handy schauen, nicht Kaffee trinken oder rauchen. Messen Sie dann sicherheitshalber zweimal. Den ersten Wert verwerfen und nach ein bis zwei Minuten erneut messen.

1.

ZUR GLEICHEN ZEIT MESSEN

Messen Sie den Blutdruck immer zur gleichen Zeit. Am besten morgens, bevor Sie die Blutdrucktabletten nehmen. Um realistische Werte zu erhalten, sollten Sie entspannt und nicht gestresst sein. Daher vor dem Messen einfach fünf Minuten entspannt hinsetzen und ausruhen. Trinken Sie vorher keine anregenden, blutdrucksteigernden Getränke wie Kaffee oder Schwarztee. Bitte auch nicht rauchen, all das treibt den Blutdruck in die Höhe. Beim Messen die Beine nicht überkreuzen. Durch die angespannten Muskeln erhöht sich ebenfalls der Druck.

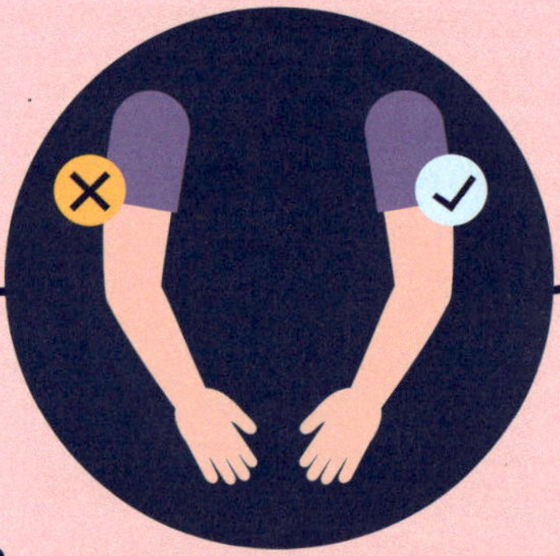

2.

MESSEN AM SELBEN ARM

Messen Sie stets am selben Arm. Machen Sie anfänglich den Test und messen Sie an beiden Armen. Sind beide Werte gleich, messen Sie künftig immer am dünneren Arm. Das ist bei Rechtshändern meist der linke.
Unterscheiden sich die Werte um bis zu 10 mmHg, nehmen Sie künftig den Arm mit dem höheren Wert. Ist der Unterschied größer als 20 mmHg, lassen Sie die Ursache ärztlich abklären.

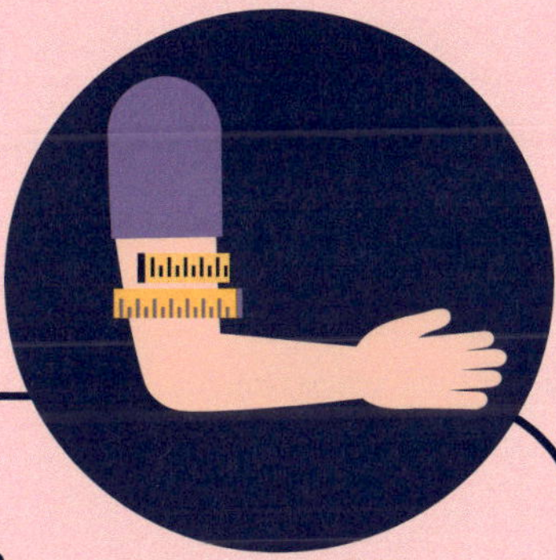

3.

BEI KRÄFTIGEN OBERARMEN
Haben Sie sehr kräftige Oberarme? Wer einen Umfang von mehr als 33 Zentimetern hat, braucht eine extrabreite Manschette, sonst ist der Wert falsch.

Gut zu wissen

Tipp: Messgerät auf Rezept
Manche Krankenkassen übernehmen unter bestimmten Voraussetzungen die Kosten für ein Messgerät, etwa wenn bereits Folgeschäden an den Nieren oder den Gefäßen sichtbar sind oder bei einem schwer einstellbaren oder sehr hohen Blutdruck in der Schwangerschaft.

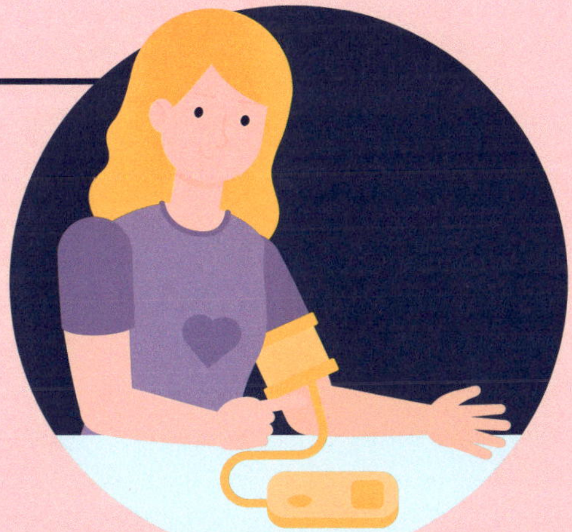

4.

MANSCHETTE RICHTIG ANLEGEN
Legen Sie die Manschette so an, dass sie etwa einen Fingerbreit über der Ellenbeuge und auf Höhe des Herzens sitzt. Die Manschette nicht zu straff anziehen. Sie sollten gerade noch einen Finger darunterschieben können. Dann Unterarm auf Tisch ablegen. Messen.

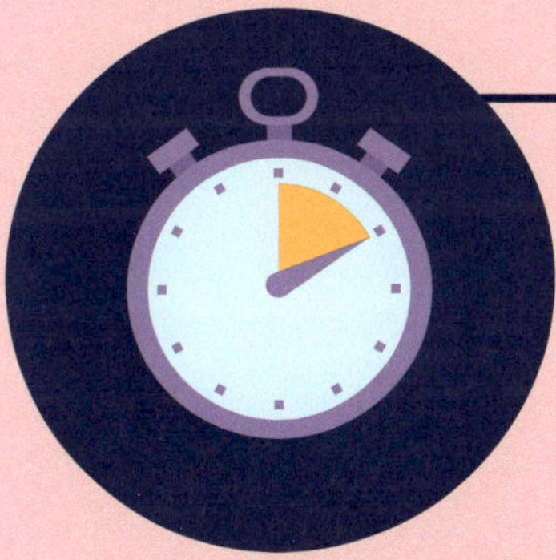

5.

WIEDERHOLUNG
Messen Sie nach zwei Minuten erneut. Der zweite Wert ist meist etwas niedriger. Notieren Sie diesen Wert.

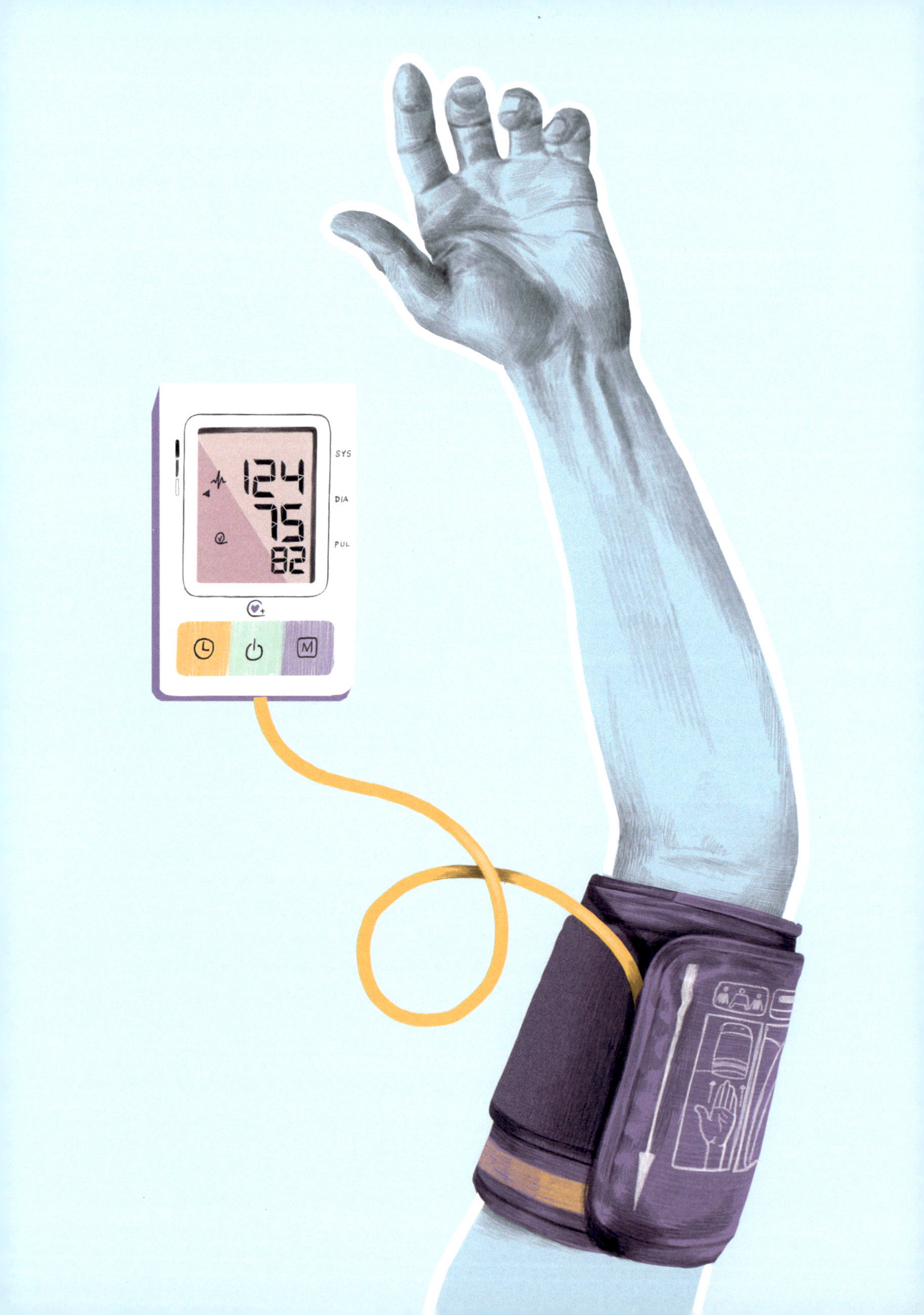
SYS
DIA
PUL
124
75
82
M

„Druck messen – Pflicht und Chance zugleich!“

Haben die Deutschen ihren Blutdruck ausreichend im Blick, also messen sie häufig genug?

PROF. DR. MARIANNE HAAG-WEBER: Nein, leider nicht alle. Viel mehr Menschen sollten ihren Blutdruck regelmäßig selbst messen, denn viele wissen ja gar nicht, dass sie einen zu hohen Blutdruck haben. Die Dunkelziffer ist sehr hoch und sie steigt mit zunehmendem Alter immer weiter an. In Deutschland könnte man pro Jahr 90.000 Leben retten, wenn jeder seine Blutdruck-Werte kennen würde und falls nötig behandeln ließe.

Warum und wie oft sollten auch Menschen mit hochnormalen oder sogar normalen Werten messen?

HAAG-WEBER: Weil Bluthochdruck schleichend und unbemerkt kommt. Die meisten merken es nicht. Wer im Normalbereich liegt, keine Risikofaktoren wie Übergewicht oder viel Stress hat und auch nicht familiär vorbelastet ist oder raucht, sollte alle drei Jahre messen (lassen). Einmal pro Jahr sollte messen, wer Werte zwischen 130 und 140 mmHg systolisch und/oder die erwähnten Risikofaktoren hat. Und wer älter als 50 ist, sollte ein

Messgerät im Haus haben und mehrmals im Jahr zur Kontrolle messen, ob noch alles in Ordnung ist. Ein Messgerät ist doch ein tolles Geschenk zum Geburtstag, Mutter- oder Vatertag oder zu Weihnachten, vorausgesetzt, man kennt ungefähr den Umfang des Oberarms des Beschenkten, um die richtige Größe der Manschette aussuchen zu können. Messen rettet Leben!

„Man braucht gute Werte, um Organschäden zu verhindern."

Wie oft sollten Patientinnen und Patienten messen, die bereits in Behandlung sind?

HAAG-WEBER: Für alle, die schon in Behandlung sind, etwa weil sie einen hohen, vielleicht schwer einstellbaren Hochdruck haben, gilt: Einmal am Tag messen! Denn es ist wichtig, immer wieder selbst zu kontrollieren, ob man gut eingestellt ist. Man braucht gute Werte, um Organschäden durch Bluthochdruck zu verhindern. Besser ist es deshalb, sogar dreimal am Tag zu messen, um gefährliche Anstiege sofort zu bemerken. Das gilt auch für Patienten, die gerade mit einem neuen Medikament eingestellt werden: öfter am Tag zu messen ist dann Pflicht. Eine Besonderheit gibt es für Menschen mit Diabetes, die Bluthochdruck haben: Sie sollten nicht nur tagsüber messen, sondern auch im Liegen im Bett. Sie haben häufig Nervenschäden, die dazu führen, dass der Druck im Liegen höher ist als in aufrechter Position. Betroffene sollten daher die Blutdruckmedikamente schwerpunktmäßig am Abend einnehmen.

Gibt es Tricks, mit denen Patienten sich selbst zum regelmäßigen Messen überlisten können?

HAAG-WEBER: Ich empfehle, das Messgerät in der Wohnung so zu platzieren, dass man quasi darüberstolpert, zum Beispiel auf dem Esstisch oder auf dem Tisch vor dem Sofa. Auf keinen Fall sollte man es in einem Schrank verschwinden lassen, wo man es schnell vergisst. Selbst Berufstätige können das Gerät mitnehmen und im Büro oder am Arbeitsplatz so platzieren, dass sie es sehen, etwa in einer häufig genutzten Schublade. Das erinnert ans Messen.

Wie kann man vor allem ältere Menschen, die mit Technik und Apps nicht so gut zurechtkommen, zum regelmäßigen Messen motivieren?

HAAG-WEBER: Auch Ältere kommen mit den automatischen Geräten meist gut zurecht. Wer nicht mit einer App umgehen kann oder will, dem geben wir ein Blutdruckheft mit, in das man die gemessenen Werte mit einem Stift selbst einträgt. Das reicht völlig aus, auch wenn die Grafik einer App natürlich ganz praktisch ist.

Zeigen sich positive Lebensstilveränderungen in den Messwerten?

HAAG-WEBER: Ja, sogar sehr eindrucksvoll, zum Beispiel beim Thema Salz. Man kann über die Messwerte erkennen, ob eine salzarme Diät etwas bewirkt. Dazu plant man am besten zwei Apfel-Reis-Tage ein und verzichtet auf Salz. Man misst den Blutdruck vorher und während der Diät und ist beeindruckt von der schnellen Wirkung auf den Blutdruck. Der obere Wert des Blutdrucks sinkt dann in der Regel um 15 – 20 mmHg ab. Durch die eigenen Messungen sieht man auch, welchen Effekt eine Ernährungsumstellung langfristig hat. Das schenkt den Betroffenen viel Zuversicht und verstärkt das Gefühl der Selbstwirksamkeit.

Welchen Patientengruppen fällt es leichter, regelmäßig zu messen?

HAAG-WEBER: Das sind vor allem Menschen, die ohnehin eher gesundheitsbewusst leben. Es spielt eine große Rolle, ob jemand generell auf seine Gesundheit und einen präventiven Lebensstil achtet oder nicht. Meist sind das Frauen und so haben sie oft eine höhere Bereitschaft zur Mitwirkung. Wer dagegen seinen Bluthochdruck ignoriert und wenig Einsicht in die gesundheitlichen Risiken hat, tut sich meist auch mit dem regelmäßigen Selbstmessen zu Hause eher schwer.

Welchen Patientengruppen fällt das Messen noch schwer?

HAAG-WEBER: Es gibt Patienten, die schon nervös werden, wenn sie das Messgerät nur sehen. Dann steigt der Druck an und sie bekommen oft zu hohe Werte. Löst bereits der Anblick des Geräts Stress aus, vermeiden sie das Messen lieber. Das sind oft ängstliche Menschen, die vielleicht auch bereits negative Erfahrungen mit Blutdruckkrisen gemacht haben.

Wie kann man diese Patientinnen und Patienten gezielt unterstützen?

HAAG-WEBER: Hier braucht es Gespräche etwa über Erfahrungen in der Vergangenheit. Man kann dann zusammen schauen, wo im Alltag passende ruhige Momente sind, die sich fürs Messen eignen. Die meisten Betroffenen bekommen es dann auch gut hin.

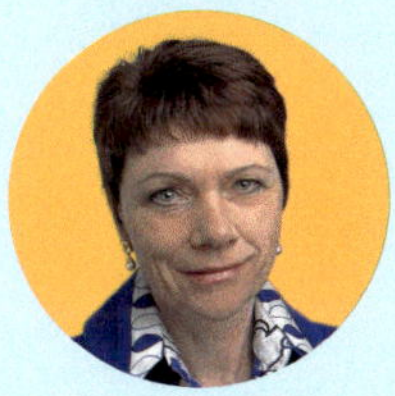

PROF. DR. MARIANNE HAAG-WEBER,
Leitende Ärztin der Abteilung Nephrologie (Nierenerkrankungen) der Medizinischen Klinik am Klinikum St. Elisabeth in Straubing

Zukunftsmusik – wie werden wir künftig messen?

Neue Messgeräte sind ein Blick in die Zukunft. Bis zur Marktreife wird es allerdings noch etwas dauern.

IN-EAR-KOPFHÖRER: MESSUNG IM OHR

Ein neues Messgerät wäre zum Beispiel eines fürs Ohr: Es misst sensorbasiert und kontinuierlich über ein Hörgerät oder einen In-Ear-Kopfhörer direkt im Ohr. Zum einen verbessern solche Geräte den Tragekomfort, was etwa Langzeitmessungen ermöglicht. Oft kommt es außerdem im Alltag oder nachts zu gefährlichen Blutdruckspitzen, die bei der herkömmlichen punktuellen Messung am Tag nicht erkannt werden. Ohr-Messgeräte liefern exakte Messungen in Echtzeit und können so zum Beispiel Blutdruckschwankungen besser abbilden.

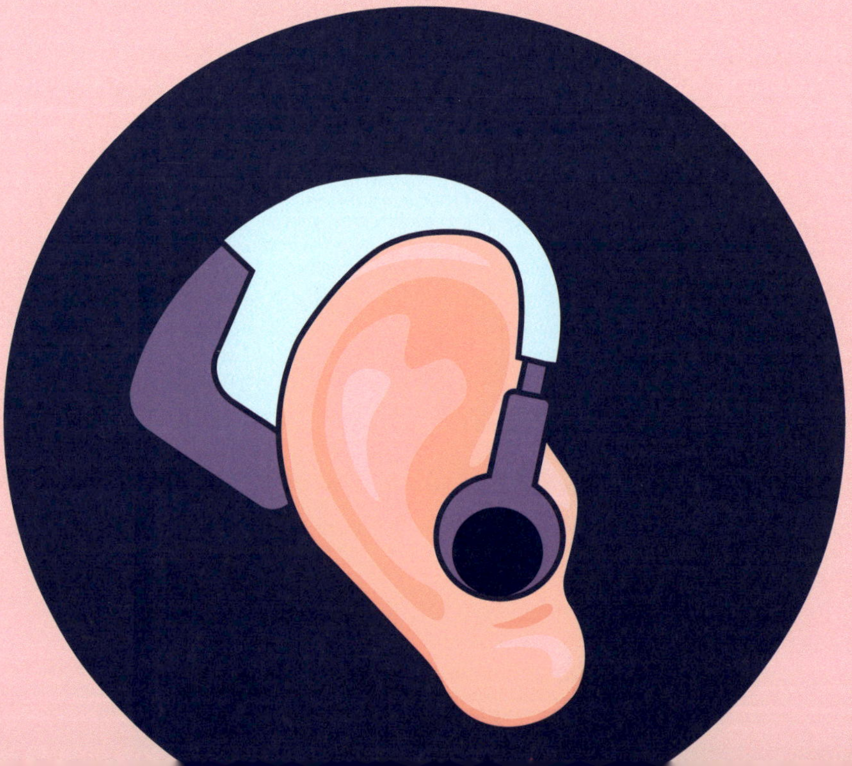

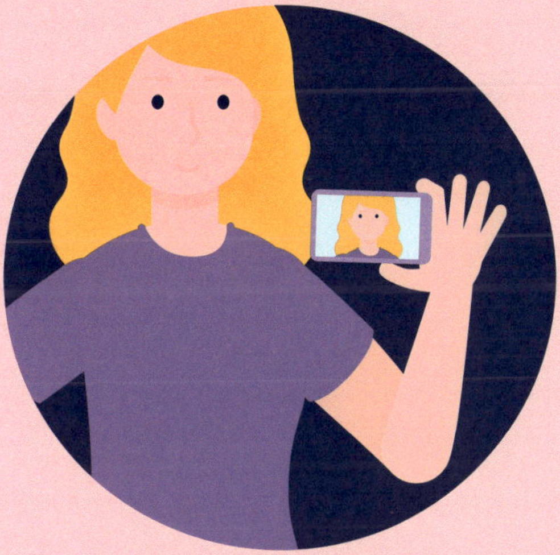

TRANSDERMAL OPTICAL IMAGING

Einen anderen Ansatz verfolgt das „Transdermal Optical Imaging“. Hier nimmt das Smartphone ein Video des Gesichts auf. Das Programm analysiert Veränderungen des Blutflusses im Gesicht und errechnet daraus den Blutdruck. Zwar ist die Marktreife noch lange nicht erreicht, die Entwicklung macht aber Hoffnung auf eine weitere Vereinfachung, denn dann würde ein langer Blick aufs Handy genügen. Keine Frage – in Zukunft wird das Messen einfacher und im Alltag quasi nebenher funktionieren. Die technologischen Fortschritte werden immer genaueres Messen ermöglichen.

DRUCKMESSUNG IM FINGERLING

Interessant ist auch die Variante mit einem Fingerling, einer Kunststoffkappe, die über den Zeigefinger gestülpt wird. Dabei wird der Blutdruck mithilfe der Pulsmessung bestimmt. In dem Fingerling befinden sich eine Lichtquelle und ein Lichtdetektor. Dieser registriert Lichtveränderungen im Wechsel des Pulsschlags. Daraus berechnet das Gerät den Blutdruck. Noch fehlen allerdings große Studien zur Messgenauigkeit und die Geräte sind teuer. Sollten diese Messgeräte zugelassen werden und auf den Markt kommen, könnte das aufwendigere Messen zu Hause mit Manschette bald der Vergangenheit angehören.

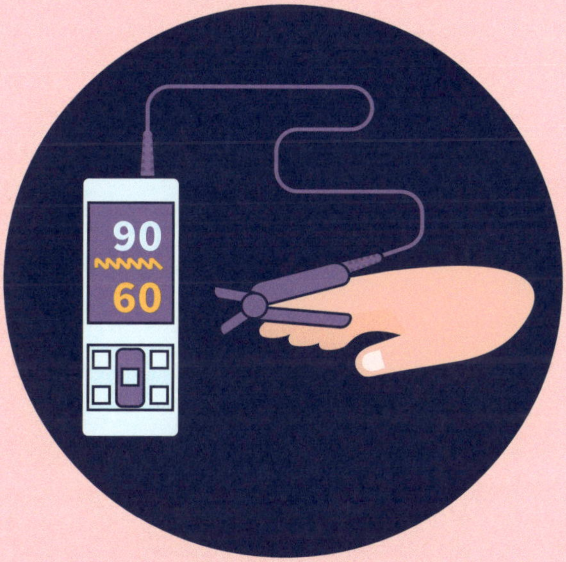

8 Wann muss ich zu Blutdruck-Fachärzten?

Bei den meisten Patienten klappt die Blutdrucksenkung in der hausärztlichen Praxis. Nur in etwa zehn Prozent der Fälle lässt sich der Bluthochdruck trotz Umstellung der Lebensweise und medikamentöser Therapie nicht optimal einstellen. Dann und wenn der Verdacht besteht, dass andere Ursachen hinter dem Bluthochdruck stecken, sollte die Abklärung in einem spezialisierten Hochdruckzentrum erfolgen. Außerdem bei sehr jungen Patienten. Der Vorteil: Dort stehen Untersuchungs- und Therapiemethoden nach neuestem wissenschaftlichem Standard zur Verfügung, außerdem Fachärztinnen und -ärzte, die sich auf Bluthochdruck spezialisiert haben, die Hypertensiologen.
Das sind in der Regel Spezialisten für Kardiologie, Innere Medizin oder Nierenheilkunde (Nephrologie) mit Zusatzqualifikation.

9 Warum ist jetzt ein gesunder Lebensstil so wichtig?

So wie der Druck mit einem ungünstigen Lebensstil steigt, so sinkt er meist auch mit einem veränderten positiven Lebensstil. Vor allem leichten Hochdruck können Sie oft auch ohne Medikamente senken.
Leider helfen hier ein paar kurzfristige Aktionen wenig. Die Änderungen müssen konsequent beibehalten werden. Wer es aber schafft, seinen Lebensstil langfristig zu verbessern, kann beeindruckende Effekte erzielen.
Die einfache Formel lautet: Gesünder ernähren mit einer salzarmen, ausgewogenen Mischkost mit viel Gemüse, Hülsenfrüchten, pflanzlichen Ölen wie Oliven-, Raps- oder Leinöl. Regelmäßige Mahlzeiten und Selbstkochen tragen wesentlich zu einer Verbesserung bei. Ebenso sollten Betroffene mehr Bewegung in ihren Alltag integrieren. Um neue Routinen im Alltag zu etablieren, hilft Ihnen unsere Tagebuch-Vorlage in der hinteren Klappe des Buches. Mit diesen Veränderungen lässt sich im besten Fall eine medikamentöse Behandlung hinauszögern oder sogar ganz vermeiden. Oder Sie können zumindest weniger Tabletten nehmen.

10 Was bringt eine Ernährungsumstellung?

Die Umstellung der Ernährung hat zwei positive Effekte: Wer sich mäßig und gesund ernährt, nimmt leichter ab und dann meist auch weniger Salz zu sich. Beides wirkt sich positiv auf den Blutdruck aus. Ein paar Kilos abzunehmen wird bereits bei hochnormalen Werten angeraten, also bei Werten ab 130/85 mmHg. Und Fachleute appellieren seit Jahren, auch die Salzzufuhr zu reduzieren. Diese einfachen Maßnahmen können laut Studien die Rate von Herzinfarkten, Schlaganfällen und anderen Herz-Kreislauf-Erkrankungen deutlich senken (Tipps zur Salzreduktion lesen Sie im Kapitel 4, Frage 4).

11 Was bringt mehr Bewegung?

Sport steigert durch die Anstrengung zwar kurzfristig den Blutdruck; weil er aber die Gefäße elastischer hält, wirkt er sich mittel- und langfristig blutdrucksenkend aus. Unsere Gefäße sind keine starren Röhren, sondern dehnbar. Und um das Gefäßsystem elastisch zu halten, muss es trainiert werden. Verbringt man den Tag nun am Schreibtisch und auf dem Sofa, fehlt dieses Training – die Gefäße versteifen. Das Blut kann dann nur noch mit erhöhtem Druck transportiert werden. Regelmäßiges Ausdauertraining senkt den Blutdruck, indem es die Adern elastisch hält und das Gewicht reduziert. 5 x 30 Minuten Ausdauertraining pro Woche können im Durchschnitt den Druck um fünf mmHg verringern. Hinzu kommt: Sport verbessert die Stimmung und wirkt nachweislich gegen Stress, beides wichtig für Menschen mit Bluthochdruck.

BLUTHOCHDRUCK-QUIZ

Testen Sie Ihr Wissen!

Einige Dinge haben sich in Ihrem Alltag wegen des Bluthochdrucks geändert. Wenden Sie die neuen Regeln schon sicher an?

1 **Was sollte man direkt vor dem Messen des Blutdrucks vermeiden?**

- (a) Kaffee
- (b) Schokolade
- (c) Geräucherten Fisch

2 **Welcher Messfehler führt zu falschen Ergebnissen?**

- (a) Die Manschette hat die falsche Farbe
- (b) Die Manschette deckt 2/3 des Oberarms ab
- (c) Die Manschette liegt nicht auf Herzhöhe

3 **Wofür ist eine 24-h-Messung nötig?**

- (a) Falls die Arztpraxis einen Tag lang nicht besetzt ist
- (b) Um den Blutdruckverlauf eines ganzen Tages zu messen
- (c) Im Urlaub

4 **Wofür ist ein Blutdruck-Tagebuch gut?**

- (a) Damit die Praxis Einblick in Ihre Schlafenszeiten bekommt
- (b) Um einen Überblick über die Messwerte im Zeitverlauf zu haben
- (c) Um sich über seine Gefühle klar zu werden

5 **Was ist eine Blutdruckkrise?**

- (a) Wenn man beim Messen wütend wird
- (b) Wenn die Werte plötzlich niedriger sind als sonst
- (c) Wenn man ungewöhnlich hohe Werte misst

AUFLÖSUNG:

1 ⓐ ist richtig:
Kaffee kann den Blutdruck deutlich erhöhen. Nach einer Tasse kommt es laut Deutscher Herzstiftung zu einer bis zu 30 Minuten anhaltenden Blutdruckerhöhung um 10 bis 20 mmHg. Daher sollten Sie direkt vor einer Messung keinen Kaffee trinken.

2 ⓒ ist richtig:
Die Manschette muss beim Messen auf Herzhöhe liegen und sollte etwa 2/3 des Oberarms abdecken; die Farbe ist völlig unerheblich. Messen Sie entspannt im Sitzen, der Unterarm liegt auf dem Tisch, überkreuzen Sie nicht Ihre Beine, rauchen Sie nicht.

3 ⓑ ist richtig:
Vor allem bei widersprüchlichen Werten oder um den Behandlungserfolg mit einem Medikament zu überprüfen, kann eine 24-h-Messung rund um die Uhr mit dem gesamten Tages- und Nachtverlauf nötig sein.

4 ⓑ ist richtig:
Ein Blutdruck-Tagebuch gibt Ihnen und Ihrem Arzt oder Ihrer Ärztin Aufschluss über die Entwicklung über längere Zeiträume hinweg: Steigt oder sinkt der Druck tendenziell? Welche Wirkungen haben die verschriebenen Medikamente?

5 ⓒ ist richtig:
Bei einer Blutdruckkrise steigt der Wert auf 180/110 oder höher. Dann sollten Sie umgehend die Praxis aufsuchen. Kommen Symptome wie Schmerzen im Brustkorb oder Übelkeit oder Schwindel hinzu, rufen Sie den Notarzt (112).

Notizen

Es gibt tausend Krankheiten, aber nur eine Gesundheit!

LUDWIG BÖRNE

3

Therapeut
Arzt

So hilft Ihnen die Medizin

Sie kommen gerade mit einem Rezept in der Hand aus der Praxis und fragen sich vielleicht, was das wohl für Tabletten sind, die Sie jetzt nehmen sollen, ob Sie die wirklich brauchen und wie lange Sie die nehmen müssen? Vielleicht haben Sie auch Bedenken wegen möglicher Nebenwirkungen. Vielen schwirren anfangs diese Fragen durch den Kopf. Antworten bekommen Sie in diesem Kapitel.

1 Warum muss mein Bluthochdruck medikamentös behandelt werden?

Vielleicht sind Ihre Werte zu hoch, als dass man länger abwarten könnte. Vielleicht brachte die Umstellung Ihrer Ernährung und auch Ihrer Bewegungsgewohnheiten keinen Erfolg oder Sie haben gemerkt, dass Sie das nicht dauerhaft durchhalten.

Vielleicht hatten Sie auch lange einen unbemerkten Hochdruck und es wurden Schäden an einem oder mehreren Organen diagnostiziert. Oder bei Ihnen kommen weitere Risikofaktoren wie Übergewicht, Diabetes oder Rauchen hinzu. Dann gilt es jetzt, keine Zeit mehr zu verlieren. Die gute Nachricht: Es gelingt fast immer, den Blutdruck medikamentös in den gewünschten Bereich zu bringen.

In der Europäischen Leitlinie markiert der Grenzwert von 140/90 mmHg eine „rote Linie“. Liegen Ihre Werte in diesem Bereich oder darüber, wird Ihr Arzt Ihren Bluthochdruck mit einem geeigneten Medikament behandeln, ganz besonders, wenn Sie weitere Risikofaktoren haben.

Die Leitlinie sieht folgende Stufen vor: Bei einem leichten Bluthochdruck (140–159 und 90–99 mmHg) für drei bis sechs Monate eine gesündere Lebensweise. Führt das nicht zum Erfolg, wird mit Medikamenten behandelt. Bei einem hohen Risiko für Organschäden oder mit Begleiterkrankungen wie Herzschwäche, Diabetes oder Fettstoffwechselstörungen sollen bereits unter 140/90 mmHg Medikamente gegeben werden.

Liegen keine weiteren Herz-Kreislauf-Risiken vor und überschreitet der Blutdruck 160/100 mmHg nicht, kann auf Medikamente zunächst verzichtet werden. Ab 160/100 mmHg sind auf jeden Fall welche nötig; und auch nach einem Schlaganfall oder einem Herzinfarkt. Sie sehen: Die Grenze ist nicht für alle gleich!

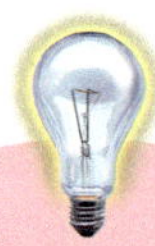

Gut zu wissen

Blutdruck-Medikamente und ihre drei wichtigsten Effekte:

- Sie senken den Hochdruck!
- Sie schützen die Organe!
- Sie sorgen dafür, dass sich bereits geschädigte Organe erholen können!

2 Wo liegen die Zielwerte der Therapie?

Ziel für alle Altersgruppen ist ein Blutdruck, der dauerhaft unter 140/90 mmHg liegt. Bei Älteren über 65 gilt ein Zielkorridor von 130–139/< 80 mmHg, da altersbedingt ein etwas höherer Blutdruck normal ist.
Für alle anderen Altersklassen gilt: Vertragen sie die Medikamente gut, soll der Blutdruck im Regelfall sogar unter 130/80 gesenkt werden. Das wird insbesondere bei Diabetikern oder nach einem Schlaganfall beziehungsweise Herzinfarkt angestrebt. Nach dem 65. Lebensjahr soll der Blutdruck nicht mehr unter 130/80 mmHg gesenkt werden.
Für Menschen über 80 Jahren wird eine medikamentöse Therapie erst ab einem systolischen Druck von 160 mmHg empfohlen. Die Zielwerte sind individuell, Ihr Arzt entscheidet das im Einzelfall.

3 Welche Medikamente gibt es gegen Bluthochdruck?

Inzwischen stehen mehrere Blutdrucksenker zur Verfügung; sie setzen an unterschiedlichen Stellen im Körper an. Die Vielfalt hat zwei Vorteile: Je nach individueller Situation und Begleiterkrankungen kann ein passendes Medikament gewählt werden. Zudem können die Mittel kombiniert werden, da sie an verschiedenen Stellen ansetzen. Das ermöglicht eine niedrigere Dosierung der einzelnen Wirkstoffe und begrenzt die Nebenwirkungen.

Medikamente der ersten Wahl:

ACE-Hemmer: ACE steht für „Angiotensin Converting Enzyme". Es ist ein Eiweiß, das das Hormon Angiotensin I in Angiotensin II umwandelt. Angiotensin II verengt nämlich die Blutgefäße und sorgt damit für einen Anstieg des Blutdrucks. ACE-Hemmer blockieren das ACE und verhindern so die Produktion von Angiotensin II – der Effekt: Die Gefäße bleiben weit, der Blutdruck sinkt.

Angiotensin-1-Rezeptor-Blocker (Sartane) verringern ebenfalls die gefäßverengende Wirkung von Angiotensin II, blockieren jedoch nicht das Enzym selbst, sondern seine Andockstelle (AT-1-Rezeptor) auf der Oberfläche der Zellen.

Diese Stelle dient Angiotensin II als Aufnahmestation und bildet quasi die Pforte, durch die das Hormon in die Zelle eintreten und seine Wirkung entfalten kann. Sartane binden anstelle des Hormons an den Rezeptor und blockieren ihn damit. Sie werden als Alternative oder bei Unverträglichkeit von ACE-Hemmern eingesetzt.

Diuretika („Wassertabletten") steigern die Salz- und Wasserausscheidung durch die Nieren und wirken so entwässernd. Die vermehrte Ausscheidung von Flüssigkeit vermindert das Volumen in den Blutgefäßen und senkt so den Blutdruck. Häufiges Wasserlassen ist also ein durchaus erwünschtes Begleitphänomen.

Kalziumantagonisten verhindern, dass Kalzium in die Muskelzelle einströmt. Denn dieses sorgt dafür, dass sich die Spannung in den Gefäßwänden erhöht. Kann man seine Aktivität hemmen, entspannt sich die Muskelschicht in den Gefäßen. Der Effekt auch hier: Die Gefäße bleiben weit, der Blutdruck sinkt.

Blutdrucksenker der zweiten Wahl/Reserve-Medikamente:

Betablocker sorgen dafür, dass das Herz langsamer schlägt, indem sie am Herzen und in den Arterien die Andockstellen für Stresshormone wie Adrenalin und Noradrenalin besetzen.
Das entlastet das Herz und hilft, Folgeschäden des hohen Blutdrucks zu begrenzen. Deshalb sind Betablocker besonders geeignet für Menschen, die an einer Verengung der Herzkranzgefäße (koronare Herzkrankheit) oder einer Herzschwäche leiden bzw. einen Herzinfarkt hatten.
Auch bei jüngeren Patienten und Patientinnen mit Blutdruckanstieg unter Stress sind Betablocker geeignet. Bei Lungenerkrankungen können spezielle sogenannte kardioselektive Betablocker verschrieben werden.

Aldosteron-Rezeptor-Blocker spielen als Reserve-Medikament eine Rolle, weil sie den Druck häufig schon in niedriger Dosis bei Betroffenen senken, bei denen die kombinierte Gabe von ACE-Hemmern/Angiotensin-Rezeptor-Blockern, Kalziumkanal-Blockern und Diuretika allein nicht ausreichend wirksam ist, also bei einer sogenannten therapieresistenten Hypertonie.

Alpha-2-Agonisten, Alpha-1-Blocker: Alpha-2-Agonisten wirken im zentralen Nervensystem. Sie hemmen den Sympathikus – deshalb heißen sie auch Antisympathotonika. Der Sympathikus ist Teil des vegetativen Nervensystems, der den Blutkreislauf bei einer Stresssituation aktiviert und den Körper durch die Ausschüttung von Adrenalin und Noradrenalin in eine erhöhte Leistungsbereitschaft versetzt.
Alpha-2-Agonisten binden an die Rezeptoren und bewirken so, dass der Sympathikus gehemmt wird. Wegen starker Nebenwirkungen werden sie nur in Ausnahmen eingesetzt.
Alpha-1-Blocker hemmen die Reize, die das Stresshormon Noradrenalin setzt; das entspannt die Gefäße.

AUF EINEN BLICK

Alle Blutdruckmittel im Überblick

- 4 Basis-Medikamente
- 4 Reserve-Medikamente

- **Antisympathotonika** unterdrücken jene Nervenimpulse des Gehirns, die die Blutgefäße eng stellen.

- **Betablocker** besetzen an Herz, Gefäßwänden und Nieren Andockstellen für Stresshormone. Das schwächt die Adrenalinwirkung, verlangsamt den Herzschlag, der Blutdruck sinkt.

- **Kalziumantagonisten** verhindern, dass Kalzium in die Zelle einströmt. Die Muskulatur der Blutgefäße entspannt sich, Gefäße weiten sich, der Druck sinkt.

- **ACE-Hemmer oder** • **Angiotensin-1-Rezeptor-Blocker** erweitern die Blutgefäße, indem sie gefäßverengende, damit blutdruckerhöhende Hormone aus Niere oder Nebenniere hemmen.

- **Diuretika** • **Aldosteronantagonisten** befördern das Ausscheiden von Salz und damit von Wasser durch die Nieren. Das Volumen in Gefäßen sinkt, damit auch der Blutdruck.

- **Alpha-1-Blocker** verhindern, dass Stresshormone vor allem an den kleinen Blutgefäßen anbinden. Gefäße bleiben weit.

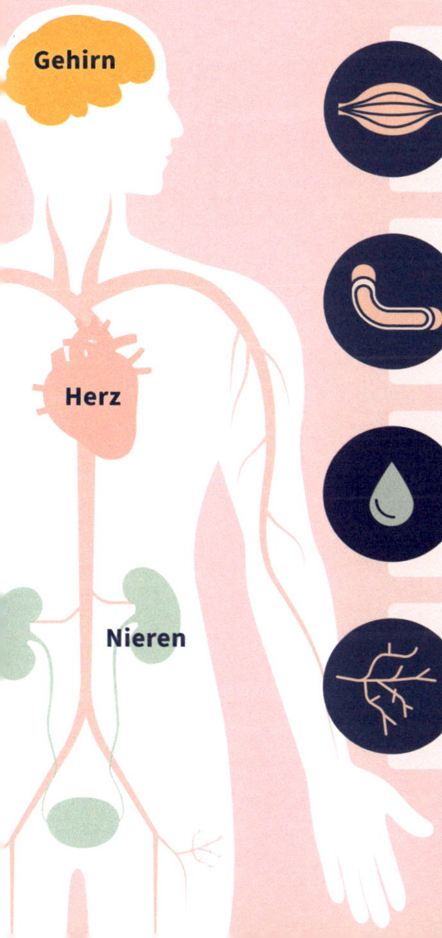

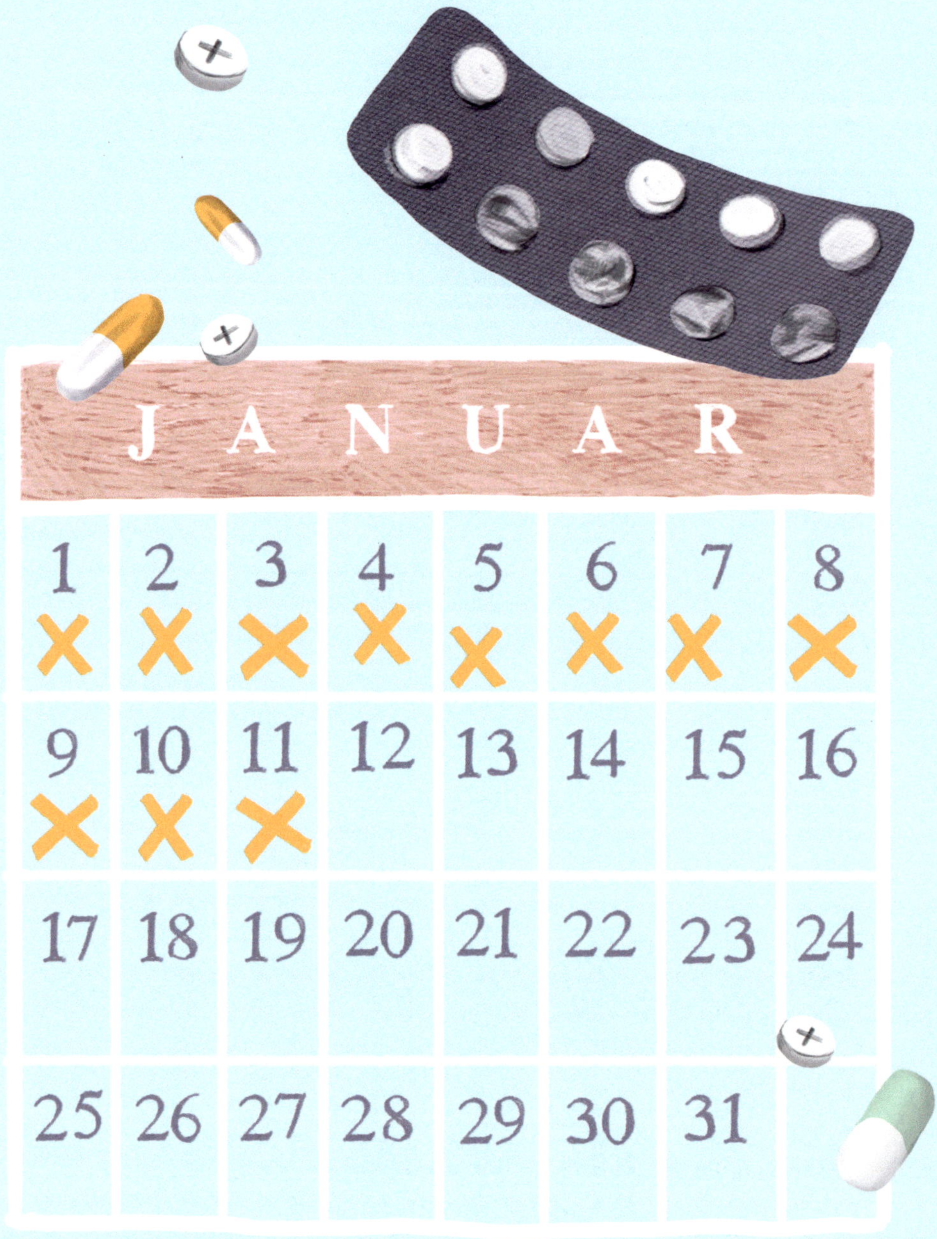
JANUAR
1 2 3 4 5 6 7 8
9 10 11 12 13 14 15 16
17 18 19 20 21 22 23 24
25 26 27 28 29 30 31

„Bei den meisten Patienten gelingt es, den Blutdruck medikamentös innerhalb eines halben Jahres in den Zielbereich zu senken."

Wie hoch ist der Anteil der Patienten, die auf Medikamente angewiesen sind?
PROF. DR. MARTIN MIDDEKE: Die Mehrzahl der Menschen mit Hypertonie braucht eine medikamentöse Therapie, um den Blutdruck ausreichend zu senken und dauerhaft optimal einzustellen. Allerdings sollten die nicht medikamentösen Maßnahmen und Lebensstil-Faktoren auch dann weiterhin angestrebt werden, um eventuell die Medikamente reduzieren oder später sogar auch ganz absetzen zu können, wenn der Blutdruck deutlich sinkt.

Warum ist die medikamentöse Einstellung beim Bluthochdruck so anspruchsvoll?
MIDDEKE: Eigentlich ist sie nicht so sehr anspruchsvoll, wenn einige Punkte berücksichtigt werden: Wenn keine schwere Hypertonie vorliegt und auch aus anderen

Gründen keine rasche Blutdrucksenkung nötig ist, etwa nach einem Herzinfarkt oder einem Schlaganfall, wird mit einer Substanz in niedriger bzw. mittlerer Dosierung begonnen. Verträgt der Patient das gut, wird die Dosis langsam gesteigert. Dann kommt in der Regel ein zusätzliches Medikament hinzu, und zwar bevorzugt ein entwässerndes Mittel (Diuretikum) in niedriger Dosierung. Und erst wenn auch das nicht ausreicht, um den Zielwert dauerhaft zu erreichen, wird ein drittes Medikament dazu kombiniert. Diese Kombinationstherapie hat den Vorteil, dass man die einzelnen Präparate niedriger dosieren kann und die Nebenwirkungen begrenzt.

„Sämtliche Blutdruckmedikamente können die Ursachen des Bluthochdrucks nicht beseitigen."

Kann die medikamentöse Therapie in der hausärztlichen Praxis passieren oder gehört das in die Hand von Spezialisten?

MIDDEKE: Das kann in jeder hausärztlichen Praxis passieren. Hier wird allerdings häufiger nicht die volle Dosis am Morgen ausgeschöpft, sondern oft wird die Dosierung verteilt auf eine morgendliche und abendliche Einnahme. Die Medikamente am Abend zu nehmen ist aber nur angebracht, wenn der Blutdruck in der Nacht nicht absinkt. Und das muss zuvor während des Schlafs mit einer ambulanten Langzeitmessung gemessen werden. In allen anderen Fällen gilt: Die morgendliche Einnahme der Medikamente sollte mit dem Aufstehen auf der Bettkante erfolgen, damit die Wirkung möglichst rasch einsetzt.

Wie schnell sprechen Patienten auf die Gabe von Medikamenten an?

MIDDEKE: Die Blutdruckmedikamente wirken sofort und auch eventuelle Nebenwirkungen können rasch auftreten. Bis die maximale Wirkung der meisten Substanzen einsetzt, dauert es allerdings drei bis vier Wochen. Und auch bis die richtige Kombination gefunden ist, kann einige Zeit vergehen. Bei den meisten Patienten gelingt es freilich, den Blutdruck medikamentös innerhalb eines halben Jahres in den Zielbereich zu senken.

Was ist eine schwer einstellbare Hypertonie und wie wirkt sie sich auf die Behandlung aus?

MIDDEKE: Man spricht von einer schwer einstellbaren oder resistenten Hypertonie, wenn der Blutdruck mit drei verschiedenen Substanzen in einer ausreichenden Dosierung nicht in den Zielbereich sinkt. Wenn zum Beispiel Sartane oder ACE-Hemmer plus Diuretikum plus Kalziumantagonist nicht reichen, um in den Zielbereich zu kommen. Das kann zum Beispiel dann der Fall sein, wenn die Nierenfunktion bereits eingeschränkt ist, eine fortgeschrittene Arteriosklerose besteht oder andere Organschäden vorhanden sind. Etwa zehn Prozent aller Patienten haben eine schwer einstellbare Hypertonie. Reichen die üblichen fünf Hauptsubstanzgruppen nicht aus, werden sie nicht vertragen oder bei Kontraindikationen kommen „Reserve-Medikamente" zum Einsatz, die in den Leitlinien erst nachrangig empfohlen werden.

Was raten Sie Patienten, bei denen Medikamente nicht anschlagen?

MIDDEKE: Dass Blutdruckmedikamente gar nicht anschlagen, ist ein Märchen. Dann stimmt entweder die Dosierung nicht oder die Kombination der Mittel ist nicht optimal. Und es gibt übrigens auch keinen Wirkungsverlust der Medikamente mit Dauer der Einnahme. Im Gegenteil: Je länger die Einnahme, umso besser ist die Wirkung. Wenn bei gleicher Dosierung der Blutdruck nicht mehr ausreichend eingestellt ist bzw. die Medikamente angeblich nicht mehr ausreichend wirken, liegen die Ursachen meist woanders. Dann kommt zum Beispiel eine Gewichtszunahme der Patienten oder eine Verschlechterung der Nierenfunktion in Betracht. Das muss dann abgeklärt werden.

Kann man Medikamente absetzen, wenn sich der Blutdruck normalisiert hat?

MIDDEKE: Jede medikamentöse Behandlung ist eine symptomatische Therapie, das bedeutet, der Blutdruck ist nur so lange gut gesenkt bzw. normalisiert, wie die Medikamente regelmäßig eingenommen werden. Sämtliche Medikamente können die eigentlichen Ursachen des Hochdrucks nicht beseitigen. Es ist wichtig, das zu wissen. Werden die Medikamente nach der erreichten Blutdrucknormalisierung weggelassen, wird der Blutdruck wieder ansteigen. Eine Therapie der Ursachen wäre zum Beispiel eine Gewichtsreduzierung. Wenn ein übergewichtiger Patient abnimmt und der Blutdruck dadurch deutlich absinkt, kann in ärztlicher Absprache versucht werden, die Medikamente kontrolliert zu reduzieren. Im besten Fall kann man sie irgendwann ganz weglassen, wenn das Übergewicht dauerhaft reduziert bleibt.

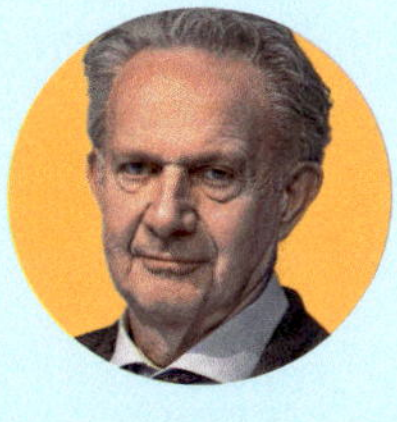

PROF. DR. MARTIN MIDDEKE,
Internist, Kardiologe und Leiter des Hypertonie-Zentrums München

4 Wovon hängt es ab, welches Medikament ich bekomme?

Das hängt von Ihrem Alter und Begleiterkrankungen ab. So sind Diuretika günstig bei Osteoporose, aber nicht bei Stoffwechselerkrankungen wie Diabetes oder Gicht. Kalziumantagonisten sind das Mittel der Wahl, wenn Sie unter Durchblutungsstörungen leiden, aber nicht bei Herzinsuffizienz. Und bei Schwangeren sind manche Medikamente gar nicht zugelassen. Betablocker wiederum zählen bei Menschen mit einem gesunden Herzen nicht mehr zu den Mitteln der ersten Wahl, allerdings bei Herzinsuffizienz, Herzrhythmusstörungen und koronarer Herzkrankheit, ebenso bei Migräne oder bei einer Schwangerschaft.

5 Was muss ich bei der Einnahme von Blutdrucksenkern beachten?

Die wichtigste Regel lautet: Nehmen Sie Ihre Medikamente regelmäßig und nach ärztlicher Anweisung. Denn der Erfolg der Therapie kann nur richtig eingeschätzt und die Wahl der Mittel eventuell angepasst werden, wenn die Medikamente korrekt eingenommen wurden. Und: Haben Sie Geduld! Es können mehrere Wochen vergehen, bis das richtige Mittel oder die optimale Kombination gefunden ist. Womöglich bekommen Sie beim nächsten Arztbesuch eine neue Verordnung. Das liegt nicht daran, dass sich Ihr Arzt nicht entscheiden kann, sondern daran, dass er die für Sie passende und wirksame Kombination sucht.

Kleine Helfer

Sortieren Sie Ihren Medikamentenvorrat für eine Woche im Voraus in eine Tablettenbox. Die gibt es in verschiedenen Ausführungen, manche sogar mit einer Weckerfunktion, die Sie an die Einnahme erinnert. Das Smartphone ist Ihr ständiger Begleiter? Dann installieren Sie doch eine Gratis-App mit Erinnerungsfunktion, die Sie täglich an die Tabletteneinnahme erinnert. Hier einige Beispiele: MyTherapy, Medisafe, Arznei aktuell und Mediteo. Solche kleinen Helfer erleichtern die Einnahme und verbessern damit den Therapieerfolg.

6 Oft sind nur Kombinationen erfolgreich – warum?

Weil die Medikamente an unterschiedlichen Stellen eingreifen: Sie erweitern die Gefäße, verlangsamen den Herzschlag, entwässern oder bremsen jene Hormone aus, die den Blutdruck erhöhen. Oft hilft daher am besten eine Kombination mehrerer Mittel. Zudem lassen sich so Nebenwirkungen reduzieren.
Die Kombination wird für Sie individuell gewählt. Die gängigen Wirkstoffe gibt es als Kombi-Pille. Sie müssen statt zwei oder drei Tabletten nur eine schlucken. Die Europäische Leitlinie für Bluthochdruck von 2018 empfiehlt von Anfang an die Kombi aus ACE-Hemmer/AT1-Antagonist sowie einem anderen Wirkstoff. Zunächst wird mit einer Zweifachkombination begonnen, dann die Dosis gesteigert. Genügt die Höchstdosis der Zweifachkombination nicht, kann eine andere oder eine Dreifachkombination gewählt werden.

Dranbleiben lohnt sich!

Viele Betroffene empfinden es als belastend, jeden Tag Medikamente nehmen zu müssen, vor allem, wenn sie keine Beschwerden haben, dafür vielleicht aber die Nebenwirkungen wahrnehmen. Zudem wirken blutdrucksenkende Mittel ja nicht so spürbar wie eine Schmerztablette. Aber es lohnt sich, durchzuhalten und den Blutdruck dauerhaft zu senken. Konsequenz schützt vor Herzinfarkt und Schlaganfall!

7 Welche Nebenwirkungen gibt es?

Vor allem zu Beginn der Behandlung bemerken Patienten oft nur die Nebenwirkungen. Daher beginnt der Arzt häufig mit einer geringen Dosis, sofern die Werte dies erlauben, und steigert die Dosis langsam. Die Nebenwirkungen der modernen Blutdrucksenker können subjektiv zwar unangenehm sein, sind objektiv aber meist harmlos. Häufig lassen sich Nebenwirkungen durch den Wechsel auf verträglichere Medikamente, den Wechsel des Wirkstoffs oder eine geänderte Dosierung reduzieren. Viele Betroffene, die neu mit Medikamenten eingestellt werden, bemerken oft Müdigkeit, Leistungsabfall oder Benommenheit. Das kann die Folge einer zu raschen Blutdrucksenkung sein. Der Körper muss sich daran gewöhnen. Folgende Nebenwirkungen können unter anderem auftreten:

Bei allen Medikamenten:

- Schwindel, Benommenheit
- Allergien, Hautreaktionen
- Magen-Darm-Beschwerden wie Übelkeit, Verstopfung oder Durchfall

Bei ACE-Hemmern:

- trockener Reizhusten
- Hautschwellung (Angioödem)
- Anstieg des Kaliumspiegels im Blut

Bei Angiotensin-1-Rezeptor-Blockern (Sartane):

- insgesamt sehr gute Verträglichkeit
- Hautschwellung (Angioödem)
- Anstieg des Kaliumspiegels im Blut

Bei Betablockern:

- Verengung der Bronchien
- Verlangsamung der Herzfrequenz
- Verschlechterung bestehender Durchblutungsstörungen der Extremitäten
- Müdigkeit, Schlafstörungen
- sexuelle Funktions- oder Potenzstörungen
- negative Beeinflussung des Zuckerstoffwechsels

Bei Diuretika (etwa bei Thiazid-Diuretika):

- Abfall des Natrium- und/oder Kaliumspiegels im Blut durch die vermehrte Ausscheidung dieser Mineralstoffe
- Anstieg des Harnsäurespiegels im Blut
- Verschlechterung des Zuckerstoffwechsels
- Mundtrockenheit, Durst
- Bei Durchfall oder starkem Schwitzen in heißen Sommern kann es zu einer kritischen Dehydrierung kommen!

Bei Kalziumantagonisten:

- Hautrötung mit Wärmegefühl (Flush)
- stark empfundener Herzschlag (Palpitationen)
- Kopfschmerzen
- Verlangsamung der Herzfrequenz
- Wasseransammlungen (Ödeme) im Unterschenkel und Knöchelbereich

Auch die seltener verordneten **Reserve-Medikamente** können Nebenwirkungen haben: Aldosteron-Rezeptorantagonisten können die Nierenfunktion beeinträchtigen und den Kaliumspiegel erhöhen. Dies ist besonders wichtig für Patienten, die ACE-Hemmer bekommen. In seltenen Fällen können sie eine Vergrößerung oder Empfindlichkeit der Brust hervorrufen, insbesondere bei Männern.

Bei Alpha-1-Blockern kann es zu Übelkeit, Müdigkeit, Schwindel, Wassereinlagerungen, Hautausschlägen und grippeähnlichen Symptomen wie Husten und Kopfschmerzen kommen. Alpha-2-Agonisten können Allergien, Müdigkeit, Mundtrockenheit, Pulsverlangsamung und Verstopfung verursachen. Grundsätzlich gilt: Alle Nebenwirkungen sind in der Packungsbeilage des jeweiligen Medikamentes aufgelistet.

8 Wann und wie oft kontrolliert der Arzt die Blutdruckwerte?

Auch wer mit Medikamenten gut „eingestellt“ ist, sollte den Blutdruck regelmäßig messen lassen. Zum einen muss kontrolliert werden, wie gut die Medikamente wirken und ob der Zielbereich dauerhaft erreicht wird. Und nicht zu vergessen: Mit fortschreitendem Alter steigt der Blutdruck oft weiter. Regelmäßige ärztliche Kontrollen sind nötig, um bei Veränderungen reagieren zu können.

9 Kann ich eines Tages wieder auf die Medikamente verzichten?

Bei leicht oder mittelgradig erhöhten Werten besteht die Chance, ohne Medikamente wieder normale Werte zu erreichen. Das setzt aber voraus, dass Sie eine konsequent blutdruckgesunde Lebensweise führen. Wenn Sie abgenommen haben, nicht rauchen, wenig Alkohol trinken, sich salzarm ernähren und die Medikamente gut gewirkt haben (oder blutdrucksteigernde Vorerkrankungen erfolgreich behandelt wurden), kann man versuchen, die Medikamente zu reduzieren. Das muss ärztlich begleitet werden, da der Blutdruck nach dem Absetzen eines Medikaments normalerweise wieder steigt. Selbst wenn Sie keine idealen Werte erreichen und weiterhin ein Medikament nehmen müssen, gilt dennoch: je weniger, umso besser, aber so viele wie nötig, um den Zielwert zu halten.

Nur nach ärztlicher Rücksprache

Achtung: Ändern Sie die Medikation nicht ohne ärztliche Absprache! Medikamente nicht absetzen und auch nicht die Dosis eigenmächtig verringern oder erhöhen. Auch nicht, wenn Sie beim Messen zu Hause einmal gute Ergebnisse sehen. Sollten die Nebenwirkungen sehr unangenehm sein, kann man Ihnen eventuell ein anderes Medikament oder eine andere Kombination verschreiben.

BLUTHOCHDRUCK-QUIZ

Testen Sie Ihr Wissen!

Arztbesuche stehen nun regelmäßig an und Medikamente müssen Sie auch nehmen. Wissen Sie genau, warum?

1

Wer muss Medikamente nehmen?

- (a) Jeder, bei dem eine Änderung des Lebensstils nicht zum Erfolg führt
- (b) Nur Patienten über 60 mit Begleiterkrankungen
- (c) Jeder, der länger als ein Jahr Bluthochdruck hat

2

Wer verschreibt die passenden Medikamente?

- (a) Das kann nur ein Facharzt für Kardiologie
- (b) Das kann in der hausärztlichen Praxis passieren
- (c) Jeder Heilpraktiker mit Zusatzausbildung

3

Warum muss ich zwei oder sogar drei verschiedene Mittel nehmen?

- (a) Weil mein Arzt sich nicht entscheiden kann
- (b) Eine Kombination hilft, die Dosierung niedrig zu halten und die Nebenwirkungen zu begrenzen
- (c) Weil niemand weiß, wodurch mein Bluthochdruck verursacht wird

4

Mit welchen Nebenwirkungen muss ich rechnen?

- (a) Es ist noch nicht erforscht, welche Nebenwirkungen die Mittel haben
- (b) Die modernen Präparate haben keine Nebenwirkungen mehr
- (c) Das hängt vom eingenommenen Medikament ab

5

Wann kann ich die Medikamente wieder absetzen?

- (a) Keinesfalls ohne ärztliche Rücksprache
- (b) Sobald der systolische Blutdruck unter 140 liegt
- (c) Wenn ich mich besser fühle

AUFLÖSUNG:

1 ⓐ ist richtig:
Wenn eine gesunde Lebensweise allein nicht ausreicht, braucht jeder Patient unabhängig vom Alter oder begleitenden Krankheiten Blutdrucksenker. Trotzdem können Monate vergehen. Nur Geduld!

2 ⓑ ist richtig:
Die medikamentöse Einstellung kann in der hausärztlichen Praxis passieren. Nur wenige Ausnahmen, etwa zehn Prozent der Patientinnen und Patienten, brauchen einen Kardiologen.

3 ⓑ ist richtig:
Eine Kombination mehrerer Mittel ermöglicht, an verschiedenen Stellen im Körper anzusetzen. Das verbessert die Therapie und hilft, die Dosierung der einzelnen Mittel niedriger zu halten und damit auch die Nebenwirkungen zu begrenzen.

4 ⓒ ist richtig:
Die Medikamente haben unterschiedliche Nebenwirkungen.

5 ⓐ ist richtig:
Setzen Sie die Medikamente keinesfalls ohne ärztliche Rücksprache ab. Das kann zu einem gefährlichen Blutdruckanstieg führen. Auch das eigenmächtige Reduzieren der Dosis kann sich negativ auswirken, da man dann den Erfolg der Therapie nicht korrekt einschätzen kann.

Notizen

Lachen ist eine körperliche Übung von großem Wert für die Gesundheit.

ARISTOTELES

4

Therapeut Ich

Selbstmanagement: Tun Sie etwas für gute Werte!

Nur wenige Betroffene mit einem ausgeprägten Bluthochdruck schaffen es, allein über die Änderung des Lebensstils auf Normalwerte zu kommen. Aber Sie können auf jeden Fall dazu beitragen, die Dosis oder die Anzahl der Medikamente zu reduzieren. Und vor allem bei einem milden Hochdruck haben Sie gute Chancen auf eine deutliche Verbesserung. Wie das geht, erfahren Sie in diesem Kapitel.

1 Alles Lifestyle? Was kann ich ändern?

Selbst die besten Medikamente gegen Bluthochdruck sind immer nur ein Mittel gegen die Symptome – kein Wirkstoff behebt ein für alle Mal die Ursachen. Aber: An diese Ursachen kommen Sie über Ihren Lebensstil heran. Wenn Sie am Ball bleiben, können Sie Ihren Blutdruck dauerhaft senken. Konsequenz und langfristige Veränderungen sind dafür nötig, denn: Der Hochdruck kehrt zurück, sobald Sie in die alten Muster zurückfallen. Im Folgenden lernen Sie alle Stellschrauben kennen, an denen Sie jetzt drehen können. Kurz und knapp: Wer seinen Blutdruck nachhaltig senken will, sollte seine Ernährung umstellen und sich regelmäßig bewegen.

2 Abnehmen bei Übergewicht – warum ist das jetzt wichtig?

Weil es nachweislich den Blutdruck senkt. Zu viele Kilos nämlich sorgen dafür, dass ein Teil unseres vegetativen Nervensystems aktiver ist – das sogenannte sympathische Nervensystem. Es lässt über die Ausschüttung verschiedener Hormone und Enzyme den Blutdruck steigen. Lange galt in der Medizin die Annahme, dass der Spiegel des blutdrucksteigernden Enzyms ACE im Blut relativ stabil ist. Neuere Studien zeigen jedoch, dass man ihn durch das Gewicht beeinflussen kann. Wer abnimmt und weniger gesättigte Fette zu sich nimmt, kann den Wert senken (siehe Infokasten ACE im Kapitel 1, Seite 14).

Schaffen Sie es, nur ein einziges Kilo abzunehmen, können Sie Ihren Blutdruck um 2 mmHg (systolisch) und 1 mmHg (diastolisch) senken. Bei vier Kilos sind das schon 8/4 mmHg weniger. Das kann bereits ausreichen, um den Druck unter eine kritische Marke zu senken und die Medikamente zu reduzieren. Strenge Diäten sind selten nötig. Bewährt hat sich das sogenannte Intervallfasten (bitte immer mit ärztlicher Absprache): Neben einer grundsätzlich gesunden Ernährung isst man dabei in einem bestimmten zeitlichen Intervall (z. B. 12 oder 16 Stunden lang) gar nicht. So kann in den Esspausen überschüssiges Fett abgebaut werden. Fragen Sie bei Ihrer Krankenkasse nach – es gibt gute Programme zum Abnehmen, die bezuschusst werden.

3 Welche Ernährungsweise senkt den Bluthochdruck?

Fachleute empfehlen eine Kost mit viel Gemüse, Obst und Vollkornprodukten. Verzichten Sie auf stark verarbeitete Kohlenhydrate, Weißmehlprodukte und Zucker, auf Fleisch und tierische Fette sowie Lebensmittel mit hohem Cholesteringehalt. Vor allem ein hoher Anteil an gesättigten Fetten kann den Blutdruck erhöhen. Denn bei Menschen mit einer bestimmten Genvariante lässt eine fettreiche Ernährung den ACE-Spiegel im Blut ansteigen (siehe Infokasten „ACE – ein wichtiges Enzym“ im Kapitel 1, Seite 14). Meiden Sie daher Lebensmittel wie Butter, rotes Fleisch, Wurst oder Käse, aber auch ungünstige Pflanzenfette wie Kokos- und Palmfett.

Perfekt vereint sind die medizinischen Ernährungsvorschläge gegen Bluthochdruck in der DASH-Diät (Diätetischer Ansatz zum Stopp von Hochdruck: Dietary Approaches to Stop Hypertension). Eigentlich ist das keine Diät im strengen Sinne, da es nicht in erster Linie ums Abnehmen geht, sondern darum, die Ernährung langfristig umzustellen. Fachleute empfehlen sie, da sie reich an Obst, Gemüse, Vollkornprodukten sowie fettarmen Milchprodukten ist und auch weniger Salz enthält. Zudem nimmt man damit mehr blutdrucksenkendes Kalium zu sich. Neben einer langsamen Gewichtsabnahme (schnelles Abnehmen ist nicht das Ziel!) sorgt die DASH-Diät dafür, dass der Blutdruck im Durchschnitt um 5,2 (systolisch) und 2,6 (diastolisch) mmHG sinkt. Zweiter Vorteil: Sie ist relativ leicht einzuhalten, denn selbst Süßigkeiten sind in geringen Mengen erlaubt (siehe Seite 78).

Gut zu wissen

Blutdruckgesund knabbern

Ein paar Walnüsse pro Tag sind eine blutdrucksenkende Knabberei. Anders als Chips oder andere Snacks enthalten sie nämlich gesunde Fette. Tipp: Die Nüsse selbst knacken, das trainiert die Feinmotorik und stoppt die Lust auf zu viel. Wer Nüsse nicht verträgt, kann stattdessen Rohkost, etwa Gurken-, Sellerie- oder Karottenstreifen, knabbern.

Bin ich zu schwer?

Ob Sie übergewichtig sind, können Sie leicht selbst ausrechnen. Dafür gibt es verschiedene Methoden und Referenzwerte:

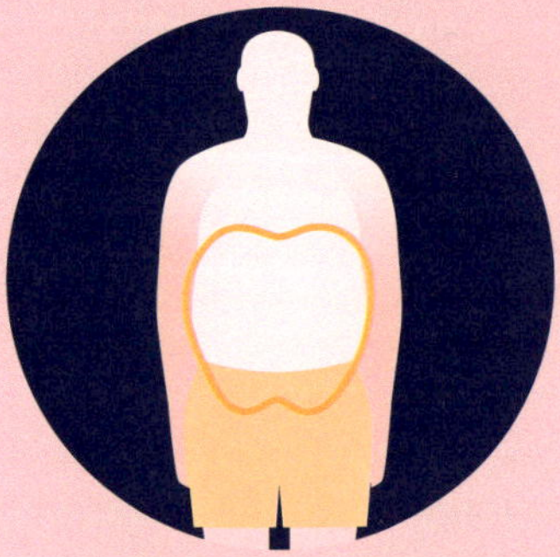

BMI

Sie brauchen dafür nur einen Zollstock und eine Waage. Der Body-Mass-Index berechnet sich aus Körpergewicht durch Körpergröße im Quadrat. Achten Sie darauf, im Bereich des Normalgewichts zu bleiben oder sich ihm zumindest möglichst weit anzunähern. Freilich variiert der optimale Wert ein wenig nach Geschlecht und Alter. Achtung: Muskeln wiegen mehr als Fett. Sehr muskulöse Menschen könnten übergewichtig erscheinen.

18,5–24,9 kg/m² → Normalgewicht
25–29,9 kg/m² → Übergewicht
30–34,9 kg/m² → Adipositas Grad I
35–39,9 kg/m² → Adipositas Grad II
ab 40 kg/m² → Adipositas Grad III

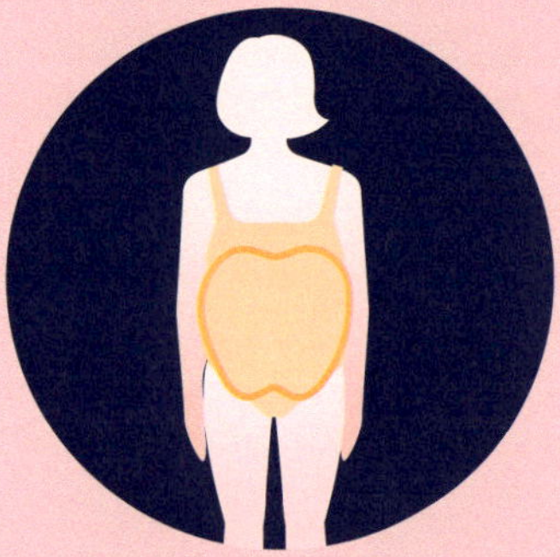

DER APFEL- UND DER BIRNEN-TYPUS

Vor allem Menschen mit viel Bauchfett sollten Gewicht reduzieren. Denn das sogenannte viszerale Fett ist keineswegs träge und nur eine passive Masse. Diese Fettzellen sind stoffwechselaktiv und haben negative Effekte auf den Blutdruck. Denn die Zellen produzieren Eiweiße (sogenannte Adipokine, zum Beispiel Leptin), die Entzündungen befeuern. Das schafft den Nährboden für Bluthochdruck, Diabetes und Arteriosklerose. Zu erkennen ist viel Bauchfett in der Regel schon von außen, am sogenannten Apfeltyp mit relativ dünnen Beinen, Armen und Hüften und runder Körpermitte. Risikoärmer ist die hüft- und oberschenkelbetonte Fettverteilung, der sogenannte Birnentyp.

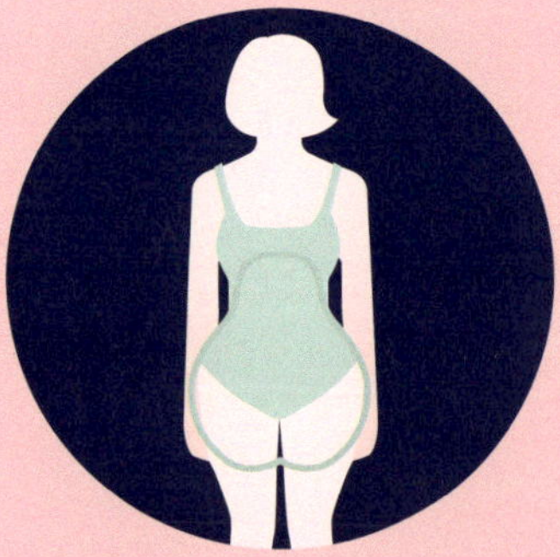

Rund um den Bauch: Diese Referenzwerte gibt es

Taillenumfang messen
Legen Sie ein Maßband um die Taille auf Höhe des Bauchnabels. Wichtig: ausatmen, nicht den Bauch einziehen oder herausstrecken. Ideal (außer bei sehr kleinen/sehr großen Menschen) bei Frauen ist ein Umfang unter 80 cm, bei Männern unter 94 cm. Werte darüber deuten auf erhöhte Gesundheitsrisiken hin; kritisch wird es ab 88 cm bei Frauen bzw. 102 cm bei Männern. Spätestens dann sollten Sie abnehmen.

Taille-Hüft-Verhältnis (waist to hip ratio = WHR)
Der WHR ist das Verhältnis zwischen Taillen- und Hüftumfang. Es dient zur Einschätzung möglicher Herz-Kreislauf-Erkrankungen durch Übergewicht. Der Wert wird ermittelt, indem man den Bauchumfang durch den Hüftumfang teilt. Als gesundheitlich bedenklich gilt bei Männern ein WHR > 1,0, bei Frauen > 0,85.

Taillenumfang-Körpergröße-Verhältnis (WHtR)
bezeichnet das Verhältnis zwischen Taillenumfang und Körpergröße. Dafür wird der Taillenumfang durch die Körpergröße in Zentimetern geteilt. Die kritische Grenze liegt bei beiden Geschlechtern bei 0,5, bei Älteren über 50 Jahren bei 0,6.

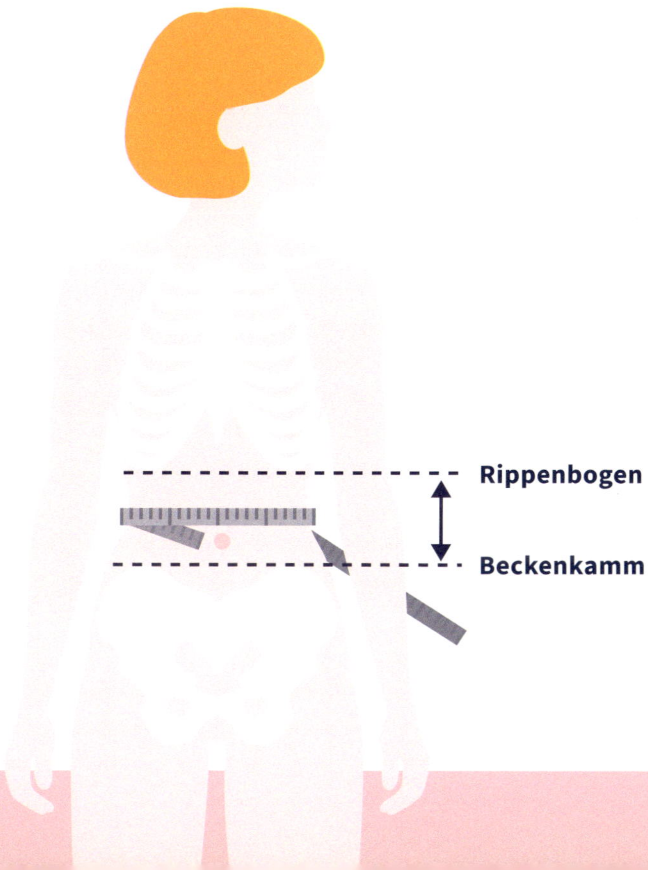

DASH-Diät für gute Werte

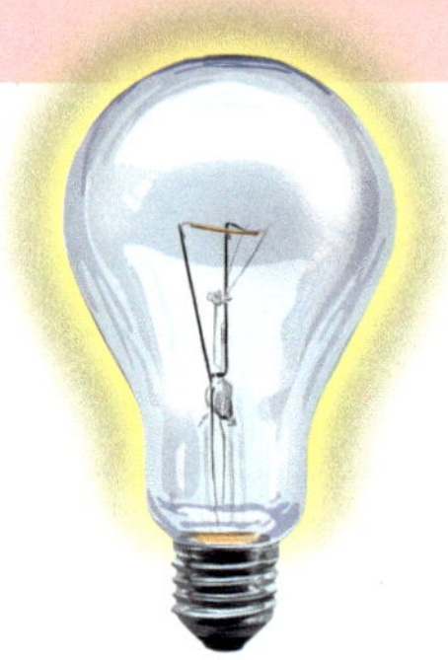

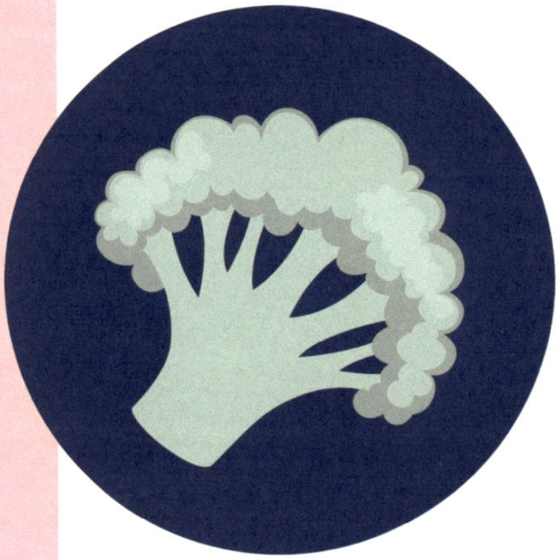

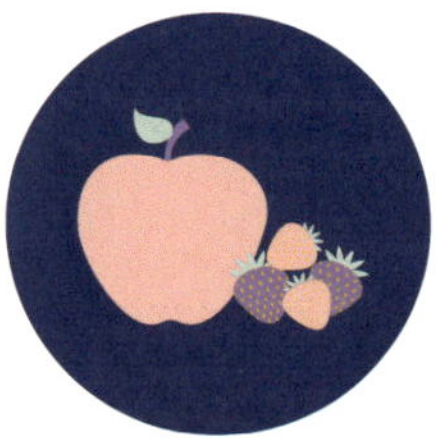

Pro Tag:
- 7–8 Portionen Vollkornprodukte (eine Portion entspricht zum Beispiel einer Tasse mit Haferflocken, einer halben Tasse Vollkornnudeln oder -reis oder einer Scheibe Vollkornbrot)
- 4–5 Portionen Obst (eine Portion wäre 1 Apfel oder eine Handvoll Beeren)
- 4–5 Portionen Gemüse
- 2–3 Portionen fettarme Milchprodukte wie Naturjoghurt, Quark und Käse
- 2–3 Teelöffel Pflanzenöl wie Oliven-, Raps- oder Leinöl

Pro Woche:
- 1–2 Portionen mageres Fleisch, Geflügel oder Fisch (ca. 75 g)
- 4–5 Handvoll Nüsse, Samen oder Hülsenfrüchte

Verzichten Sie möglichst auf:
- Nahrungsmittel mit gesättigten Fetten wie Chips, Frittiertes, Butter, Schweineschmalz
- viel Salz
- rotes und fettreiches Fleisch
- Fertiggerichte und verarbeitete Lebensmittel wie Wurst oder Käse
- Süßigkeiten und zuckerhaltige Getränke (dunkle Schokolade ist erlaubt)
- Alkohol

4 Warum spielt Salz eine Sonderrolle?

Salz lässt den Blutdruck steigen und ist somit ein oft unterschätzter Risikofaktor. Salz enthält Natrium und das treibt den Blutdruck nach oben. Wie sehr man auf Salz reagiert, ist individuell unterschiedlich. Die sogenannten salzsensitiven Menschen lagern mehr Salz im Körper ein, so gelangt mehr Flüssigkeit ins Herz-Kreislauf-System und der Blutdruck steigt.

Zudem löst eine hohe Salzaufnahme chronische Entzündungsprozesse in den Blutgefäßen aus. Die begünstigen das Fortschreiten der Gefäßverkalkung (Arteriosklerose). Je starrer die Gefäße, umso mehr steigt der Blutdruck.

Das Tückische: Salz ist viel mehr als das, was wir aufs Frühstücksei streuen. Sehr viel steckt nämlich in Fertigprodukten wie Wurst, Käse, Konserven und Knabberzeug. Auch im Kantinenessen oder im Restaurant bemerken wir meist nicht, wie viel Salz wir essen, da es ein beliebter Geschmacksverstärker ist.

So liegt der durchschnittliche Salzverzehr in Deutschland bei 10–12 Gramm pro Tag – doppelt so viel wie die maximal empfohlene Menge. Hypertensiologen messen häufig sogar Werte von bis zu 15–20 Gramm Salz bei Patienten. Zum Überleben brauchen wir aber nur zwei bis drei Gramm am Tag!

Laut Hochdruckliga kann bereits eine Reduzierung der Kochsalzaufnahme um drei Gramm pro Tag den systolischen Blutdruck um 5–7 mmHg senken. Das mag wenig klingen, ist aber etwa so viel, wie ein Medikament erreicht.

Zudem wird die Wirkung der Medikamente durch eine Salzreduktion verstärkt. Und in Kombination mit anderen Effekten der DASH-Diät sowie Lifestyle-Maßnahmen ist eine noch stärkere Senkung möglich. Die tritt freilich erst nach einigen Wochen ein. Halten Sie also durch! Studien zeigen einen deutlichen Rückgang von Schlaganfällen und Herzinfarkten bei Blutdruckpatienten, die es schafften, ihren Salzkonsum zu reduzieren.

Bitte keine Fertigprodukte!

Wer salzarm leben möchte, sollte auf Fertigprodukte verzichten. Beim Würzen greifen Sie besser zu Kräutern, Pfeffer, Chili oder salzfreien Currymischungen. Ihr Geschmackssinn ist anfangs vielleicht irritiert, stellt sich mit der Zeit aber darauf ein und wird schrittweise von den hohen Salzmengen entwöhnt.

5 Wofür brauche ich Kalium?

Kalium ist der natürliche Gegenspieler von Natrium, dem Hauptbestandteil von Salz. Der Mineralstoff entspannt die Gefäße und senkt so den Blutdruck. Eine erhöhte Kaliumaufnahme reduziert nachweislich das Risiko für Schlaganfälle. Die Reduzierung des Kochsalzkonsums und die gleichzeitige Steigerung der Kaliumzufuhr sind eine einfache Maßnahme für Ihren Blutdruck. Die Deutsche Gesellschaft für Ernährung (DGE) empfiehlt vier Gramm Kalium am Tag. Kaliumpräparate sollten Sie dennoch nur auf ärztlichen Rat bei einem Kaliummangel einnehmen. Und es gibt ein spezielles „Blutdrucksalz“, dem Kalium zugesetzt ist. Menschen mit Nierenerkrankungen sollten es freilich nicht benutzen. In der Regel reicht eine gesunde Ernährung mit kaliumreichen Lebensmitteln: also Pilze, Bananen, Datteln, getrocknete Aprikosen, Rosinen, Bohnen, Chili, Käse, Spinat und Kartoffeln, Avocado, Sojabohnen, Kürbiskerne, Linsen. Auch frisch geschroteter Leinsamen und Rote-Bete-Saft senken den Blutdruck.

6 Darf ich noch Kaffee und Koffeinhaltiges trinken?

Ja, laut Deutscher Herzstiftung sind vier bis fünf Tassen Kaffee am Tag (maximal 400 Milligramm Koffein) erlaubt. Kaffee erhöht den Blutdruck nicht dauerhaft und verringert längerfristig sogar das Risiko für Herz-Kreislauf-Erkrankungen. Studien zeigten selbst bei Personen mit Bluthochdruck keine wesentliche Auswirkung auf den Blutdruck, möglicherweise, weil andere Bestandteile des Kaffees der blutdruckerhöhenden Wirkung von Koffein entgegenwirken. Schwarzer Tee wirkt laut einer Studie leicht blutdrucksenkend. Einzige Einschränkung: Trinken Sie Koffein niemals direkt vor dem Blutdruckmessen.

Denn Kaffee, schwarzer sowie grüner Tee verursachen durch ihren Gehalt an Koffein beziehungsweise Theobromin eine kurzfristige Blutdruckerhöhung um 10–20 mmHg. Das kann die Messwerte verfälschen. Entkoffeinierter Kaffee hat dagegen keine Auswirkungen auf Ihre Blutdruckwerte.

7 Muss ich auf Alkohol verzichten?

Ja, so weit wie möglich! Denn Alkoholkonsum kann den Blutdruck erhöhen und die Wirkung von Medikamenten beeinflussen. Männer sollten maximal 20–30 Gramm Alkohol pro Tag trinken, was etwa einem halben Liter Bier oder 0,25 Liter Wein entspricht, Frauen sogar nur die Hälfte. Und wer schon einen Herzinfarkt hatte, sollte das Limit noch niedriger ansetzen, rät die Deutsche Herzstiftung: Maximal drei Gläser Wein pro Woche – das kann den systolischen Wert um 4–5 mmHg senken. Der Gesundheit zuliebe sollte die Woche drei bis vier alkoholfreie Tage haben. Der beste Alkohol ist kein Alkohol.

8 Muss ich aufs Rauchen verzichten?

Ja! Zigarettenrauchen ist neben Bluthochdruck, Diabetes Typ 2 und einem erhöhten Cholesterinspiegel einer der vier größten Risikofaktoren für Herz- und Kreislauf-Erkrankungen. Zudem erhöht es den Blutdruck und außerdem die Gefahr, an einem Herzinfarkt zu sterben, sowie das Risiko für einen Schlaganfall und gefährliche Durchblutungsstörungen in den Beinen. Sie können Ihr Risiko für Herzinfarkt oder Schlaganfall um fast die Hälfte senken, wenn Sie das Rauchen aufgeben. Aufhören lohnt sich – immer und in jedem Alter. Zumal Rauchen zudem die Wirksamkeit einiger Blutdruck-Medikamente vermindert, etwa von Betablockern.

Gut zu wissen

So schaffen Sie es, aufzuhören

Es gibt verschiedene Wege zur Rauchentwöhnung: von Kursen, Beratungs- und Unterstützungsangeboten, Nikotinersatzpräparaten und Medikamenten bis hin zur Verhaltenstherapie. Fragen Sie Ihren Arzt und bei Ihrer Krankenkasse nach konkreten Angeboten. Die Bundeszentrale für gesundheitliche Aufklärung hat eine kostenfreie Telefonberatung zur Rauchentwöhnung (Tel. 0 800 83 131 31).

9 Wie können Bewegung und Sport den Blutdruck senken?

Regelmäßig den Puls zu beschleunigen und die Muskeln zu fordern, ist ein großer Gewinn für die Gesundheit: Das „gute" HDL-Cholesterin im Blut, das der Arteriosklerose entgegenwirkt, steigt. Die Verwertung von Kohlenhydraten wird verbessert. Koordination, Kraft und Ausdauer steigen. Das wirkt sich positiv auf die Gesundheit aus. Sie nehmen leichter ab und verbessern die Gesundheit Ihrer Gefäße. Bereits 15 Minuten körperliche Aktivität pro Tag tun den Gefäßen gut. Und hier wird es interessant für den Blutdruck: Auf Dauer nämlich sinkt der Ruhepuls, die Gefäßinnenwände werden elastischer und der Blutdruck sinkt.

Gut zu wissen

Kinder bewegen
Bewegungsmangel und eine niedrige körperliche Fitness sind Risikofaktoren für die Entwicklung eines Bluthochdrucks. Schon im Kindes- und Jugendalter sollte man deshalb mit Sport beginnen. Das reduziert das Risiko im späteren Leben.

Sport ist deshalb besonders empfehlenswert, da er nicht nur vor Bluthochdruck schützt, sondern ihn auch reduziert, wenn er bereits da ist. Bewegung schenkt Ihnen pure Lebensjahre: Sportliche Patienten mit Bluthochdruck haben eine um 70 Prozent niedrigere kardiovaskuläre Todesrate als Sportmuffel mit Hochdruck. Mit Sport kann der Blutdruck sogar genauso gut gesenkt werden wie mit einer medikamentösen Behandlung. Unter der Belastung einer Trainingseinheit steigt der Blutdruck zwar zunächst an, da Ihr Herz schneller schlagen muss. Und bei Patienten mit Bluthochdruck fällt dieser Anstieg höher aus als bei Gesunden. Nach der Belastung aber, die mindestens 30 Mi-

Motivierender Selbstcheck

Messen Sie Ihren Blutdruck vor, während und nach dem Sport. Durch die Anstrengung geht er zwar erst einmal hoch, ist hinterher aber niedriger als sonst. Diesen Effekt zu erkennen kann sehr motivierend sein und lässt Sie am Ball bleiben.

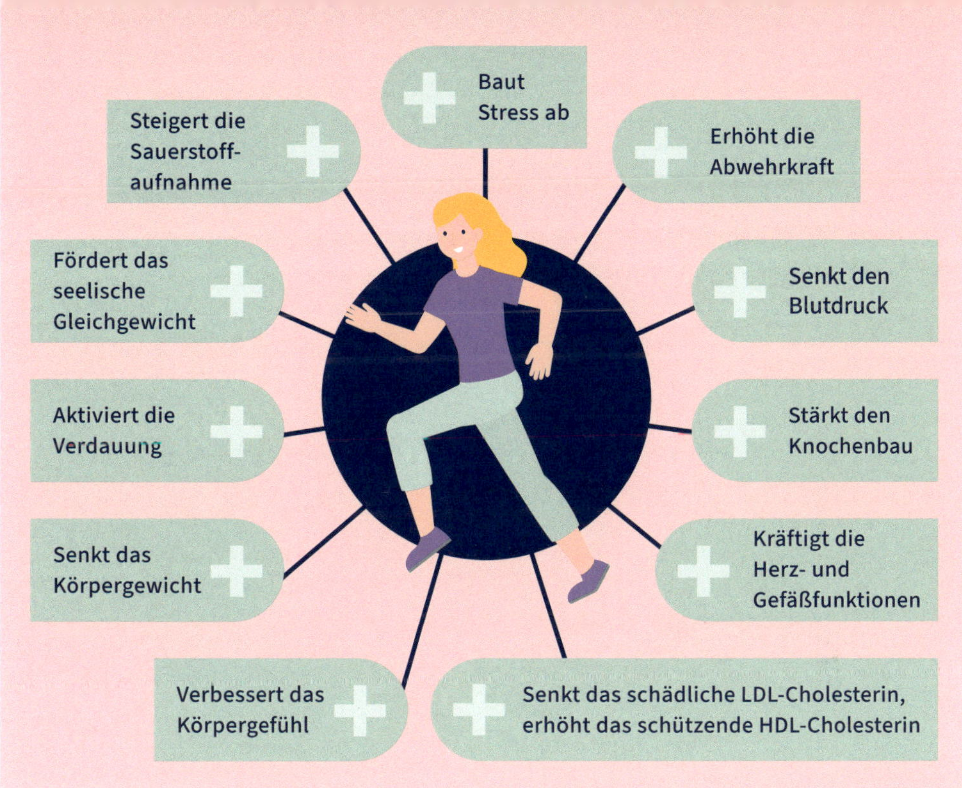

nuten dauern sollte, sinkt der Druck unter den Ausgangswert. Das hält bis zu 24 Stunden nach dem Training an. Wichtig ist, den Sport regelmäßig zu betreiben. Denn nachhaltige Effekte entwickeln sich erst nach drei bis sechs Monaten. Durch regelmäßigen Sport können Sie Ihren systolischen Wert langfristig um bis zu 10–15 mmHg und den diastolischen um 5–10 mmHg senken. Fünfmal pro Woche je 30 Minuten Bewegung – das senkt dauerhaft den Blutdruck und genauso gut wie ein Medikament. Wie stark, hängt vom Ausgangswert, Ihrem Trainingszustand und -umfang oder dem Alter ab. Einen Effekt auf den Blutdruck hat bereits regelmäßiges zügiges Spazierengehen. Sollten Sie aber nach langer Zeit wieder mit dem Training beginnen, ist es wichtig, dass Sie zuvor einen sportmedizinischen Check beim Hausarzt oder Sportmediziner machen lassen.

Motivierender Schrittzähler

Keine Zeit fürs Fitness-Studio? Motivieren Sie sich mit einem Schrittzähler zu mehr Bewegung im Alltag. Das kann heute jedes Smartphone. Setzen Sie sich ein klares Ziel, etwa 10.000 Schritte am Tag, und arbeiten Sie kontinuierlich darauf hin.

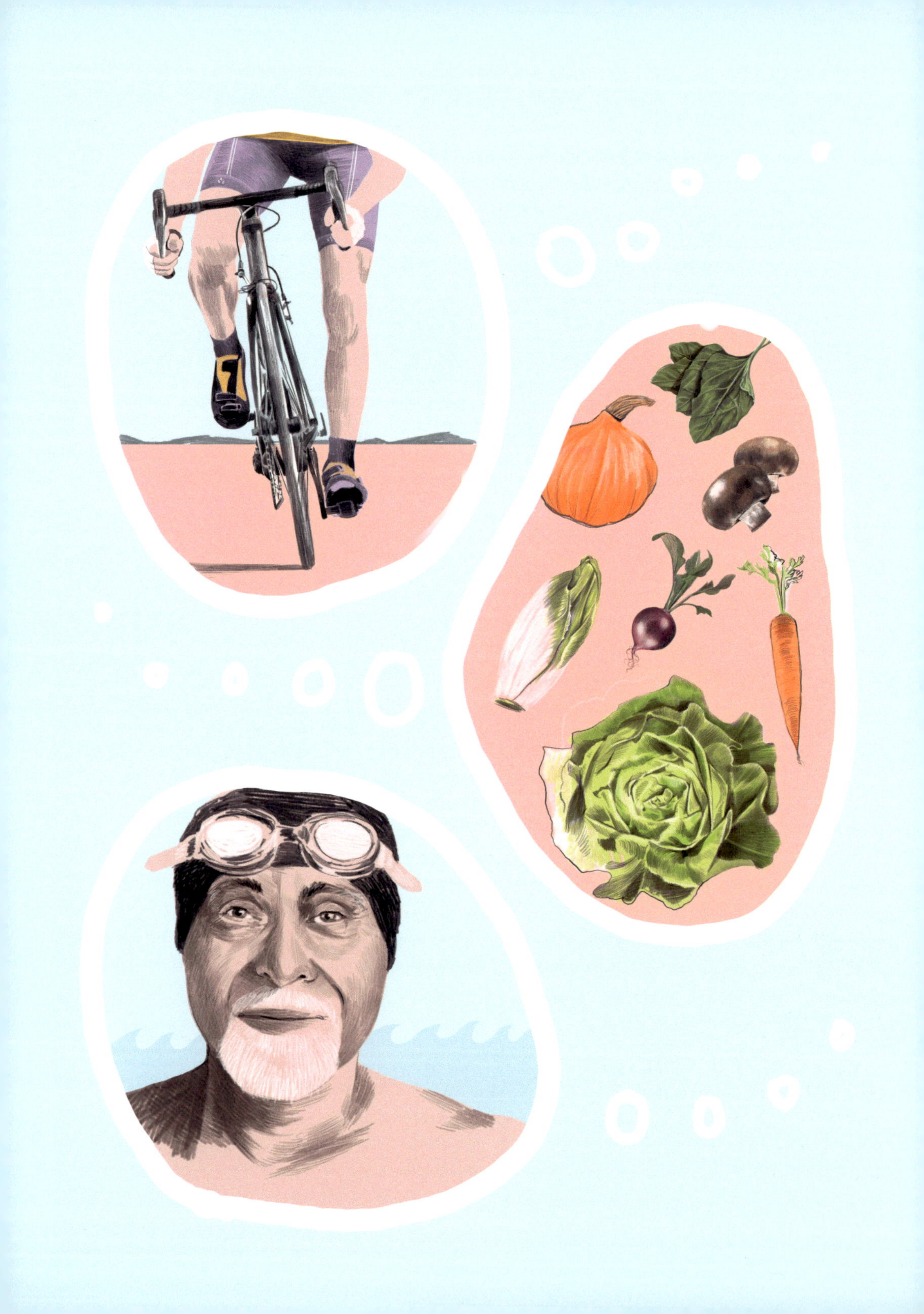

„Knüpfen Sie daran an, was Ihnen in der Jugend Spaß gemacht hat."

Ist es möglich, einen zu hohen Blutdruck, der nicht auf Vorerkrankungen beruht, allein mit Änderungen des Lebensstils zu senken und so Medikamente zu vermeiden?
JENS WAGENKNECHT: Theoretisch ja, wenn die Werte nicht allzu hoch liegen und wenn man es schafft, seinen Lebensstil von mehreren Seiten her umzustellen und diese Änderungen dann auch langfristig beizubehalten. In der Praxis zeigt sich allerdings, dass das für die meisten Patientinnen und Patienten eine zu große Herausforderung darstellt.

Wie erfolgreich sind Ihre Patienten dabei?
WAGENKNECHT: Nur etwa zehn Prozent schaffen es, durch einen veränderten Lebensstil die Medikamente tatsächlich ab-

zusetzen oder gar nicht erst damit anfangen zu müssen. Ein großer Teil fällt trotz guter Vorsätze schnell in die alten Gewohnheiten zurück und ein weiterer großer Teil, etwa die Hälfte aller Patienten und Patientinnen, sagt von vornherein: Geben Sie mir Tabletten, ich will nichts an meinem Leben ändern. Schwierig ist es vor allem, wo es eine starke familiäre Veranlagung gibt und schon beide Eltern Tabletten gegen Bluthochdruck nehmen.

> *„Die Macht unserer Gewohnheiten ist sehr groß."*

Was fällt den Motivierten am schwersten durchzuhalten?

WAGENKNECHT: Die meisten verstehen zwar die Zusammenhänge und die Notwendigkeit der Lebensstiländerungen, aber sie fallen nach einer Weile in den gewohnten Alltag zurück. Die Macht unserer Gewohnheiten ist sehr groß. Und man darf nicht vergessen: Viele Menschen können im Alltag nur schwer Freiräume für Sport oder die Muße für gesunde Ernährung finden. Ich kann einem Lkw-Fahrer oder jemandem, der in der Produktion acht Stunden lang eine Maschine bedient, nicht sagen: Legen Sie doch mal ein paar Sportpausen mit Kniebeugen ein. Bei Menschen, die den ganzen Tag eine sitzende Tätigkeit haben und mit dem Auto oder Bus zur Arbeit fahren müssen, ist es schwer, rein über mehr Bewegung den Blutdruck zu senken.

Und man muss auch Misserfolge verkraften können?

WAGENKNECHT: Ja, nicht immer funktioniert es ja sofort. Und man darf nicht vergessen: Selbst wenn man es zunächst schafft, ist die Medikamentengabe damit oft nur um ein paar Jahre hinausgeschoben, da der Blutdruck ja mit dem Alter weiter ansteigt. Und damit steigt auch das Maß der notwendigen Lebensstiländerungen. Man muss also mit den Jahren eher mehr tun und kann sich nicht irgendwann einfach wieder zurücklehnen.

Wer tut sich leichter mit der Umstellung?

WAGENKNECHT: Erfahrungsgemäß diejenigen, die gewohnt sind, sich selbst „an die Kandare" zu nehmen. Also Menschen, die sehr diszipliniert und strukturiert sind. Personen, die Trainings- und Verhaltenspläne mögen und sich gerne an selbst gesetzte Vorgaben halten, die vielleicht ohnehin einen Fitness-Tracker und Spaß an solchen Dingen haben. Es ist also oft auch eine Frage der Persönlichkeit.

Wie motivieren Sie Ihre Patienten dazu, die Veränderungen beizubehalten?

WAGENKNECHT: Der Rat muss zum Patienten passen, sonst verursacht man ein Misserfolgserlebnis. Ich gebe den Rat:

„*Man ist nie zu alt, um mit dem Training zu beginnen.*“

Knüpfen Sie daran an, was Ihnen in der Jugend Spaß gemacht hat! Wer früher gern geschwommen ist, soll wieder ins Schwimmbad gehen. Wer früher gern Radtouren gemacht hat, soll sich aufs Rad schwingen. Nicht für jeden ist ja das Joggen geeignet. Wer stark übergewichtig ist und Arthrose hat, sollte nicht plötzlich anfangen zu joggen. Der hat nach drei Tagen geschwollene Gelenke und Schmerzen und wird es nicht wieder versuchen. Viel besser ist es, herauszufinden, welche Bewegung individuell passt und Spaß macht. Dann hält man besser durch.

Was hilft noch dabei?

WAGENKNECHT: Ich sage meinen Patienten immer: Selbst wenn du vielleicht weiterhin ein Medikament nehmen musst, können wir eventuell mit regelmäßigem Sport die Dosis senken oder eines des drei Mittel weglassen. Schon 45 Minuten Bewegung pro Woche bringen etwas. Zudem gewinnt man an Lebensqualität und auch Lebensjahre, das haben Studien gezeigt. Und das ist doch auch ein toller Erfolg, selbst wenn man es nicht schafft, ganz auf die Blutdrucksenker zu verzichten.

Gibt es Tricks, mit denen man den inneren Schweinehund überlisten kann?

WAGENKNECHT: Ein wichtiger Tipp lautet: Schließen Sie sich einer Sportgruppe an, das motiviert und hilft, durchzuhalten. Die festen Termine halten bei der Stange und die Geselligkeit trägt einen auch mal über die Mühen hinweg. Außerdem sind die oft professionell angeleitet, das hilft, das richtige Maß zu finden. Und ich erzähle meinen Patienten oft die Geschichte von Madonna Buder. Die katholische Nonne aus den USA trägt den Spitznamen „die eiserne Nonne“. Sie ist heute 92 und hat als älteste Frau mit 82 den Ironman Triathlon absolviert. Mit Sport begann sie erst mit knapp 50 aus gesundheitlichen Gründen und aus Freude an der Bewegung. Ihr Motto: Man ist nie zu alt, um mit dem Training zu beginnen.

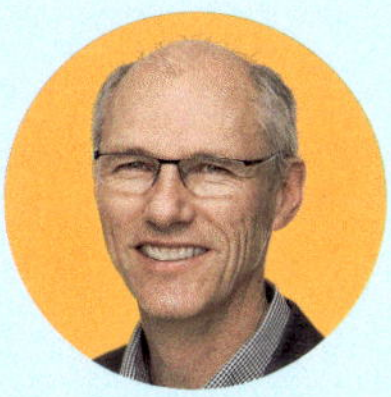

JENS WAGENKNECHT,
Facharzt für Allgemeinmedizin in eigener Praxis im niedersächsischen Varel und Vorstandsmitglied des Deutschen Hausärzteverbandes

Medikamente nicht eigenmächtig reduzieren – trotz Sport!

Auch wenn Sie anfangen, sich im Alltag mehr zu bewegen und Sport zu treiben, sollten Sie Ihre Medikamente wie gewohnt nehmen, selbst dann, wenn Sie sinkende Werte messen. Nach einigen Wochen, wenn sich die Werte stabil verbessert haben und Sie Ihr Sportprogramm dauerhaft durchhalten, können Sie ärztlich prüfen lassen, wieweit die Tabletten reduziert werden können.

Manchmal lässt sich die Dosis eines Arzneimittels senken. Eine Alternative kann es sein, bei einer Kombinationstherapie eines der Mittel wegzulassen.

10 Gibt es auch riskante Blutdruckanstiege beim Sport?

Während einer körperlichen Belastung kommt es bei jedem Menschen zunächst zu einem Blutdruckanstieg. Doch regelmäßiges Ausdauertraining verbessert die Herzleistung und macht die Gefäße elastischer, sodass diese Anstiege bald geringer ausfallen.

Aber Vorsicht: Die Anstiege sind bei einem Kraft- und Schnelligkeitstraining stärker als bei einem moderaten Ausdauertraining wie Walken oder Radfahren. Belastungsspitzen, wie sie beim Wettkampftraining, Bodybuilding, Sprinten oder Gewichtheben entstehen, sollten Sie grundsätzlich vermeiden.

Falls Sie länger keinen Sport mehr getrieben haben und unsicher sind, wie viel Belastung überhaupt gut für Sie ist, sollten Sie sich vorab ärztlich durchchecken lassen und das Training langsam steigern.

Auch Ihre Blutdruckwerte geben einen Rahmen vor: Regelmäßiges Training mindestens dreimal pro Woche ist vor allem für Patientinnen und Patienten mit leichter Hypertonie zu empfehlen, wenn die Blutdruckwerte unter 159/99 mmHg liegen. Auch bei einer mittelschweren Hypertonie (Werte bis 179/109) ist Ausdauertraining möglich, allerdings nur wenn die Ruhewerte medikamentös gut eingestellt sind und die Herzleistung nicht vermindert ist.

Auf sportliche Belastungen sollten Sie verzichten, wenn bei einer mittelschweren Hypertonie die Werte trotz Medikamenten über 160/105 mmHg liegen. Ausdauersport ist auch dann ungeeignet, wenn Sie an einer Herzmuskelschwäche leiden oder schwere Herzrhythmusstörungen haben.

11 Welche Sportart ist für eine langfristige Blutdrucksenkung geeignet?

Sie wollen mehr Sport treiben, wissen aber nicht so genau, welchen? Manche mögen Mannschaftssport, andere sind lieber allein in der Natur unterwegs. Das ist individuell – oft entwickeln sich Vorlieben schon in der Jugend. Wählen Sie die Bewegungsart aus, die Ihnen am besten gefällt und am meisten Spaß macht; das hilft, durchzuhalten. Es kann auch Tischtennis, Paddeln, Golf, Ballett oder Zumba sein. Egal, wofür Sie sich entscheiden: Es kommt darauf an, es regelmäßig zu betreiben. Denn der blutdrucksenkende Effekt hält meist nur etwa 24 Stunden an – ähnlich wie bei einem Medikament.

12 Wie kann ich mich vorbereiten?

Bevor Sie mit dem Trainingsprogramm beginnen, sollten Sie Ihre körperliche Belastbarkeit abklären lassen. Dazu gehört ein Leistungstest auf dem Fahrrad oder Laufband. Bei diesem Belastungs-EKG wird das Herz auf eventuell vorhandene Schäden geprüft, zusätzlich werden Puls und Blutdruck gemessen. Als Grenzwert eines normalen Blutdrucks unter Belastung gilt ein Wert von 200/100 mmHg. Steigen die Blutdruckwerte höher als 250/120 mmHg an, muss die Belastung abgebrochen werden. Dann werden Ausdauer- und Kraftsportarten nicht empfohlen. Was in diesem Fall empfehlenswert ist, können Sie mit Ihrer Ärztin oder Ihrem Arzt besprechen.

Gut zu wissen

Optimales Training

Trainieren Sie lieber mäßig und öfter als selten und intensiv. Niedrig beginnen, dann langsam steigern.

13 Wie trainiere ich richtig?

Falls Sie ohnehin zu den sportlichen Zeitgenossen gehören, behalten Sie Ihr gewohntes Programm bei. Vielleicht lässt sich ja hier und da eine zusätzliche Trainingseinheit einbauen? Jedes bisschen mehr ist gut für den Blutdruck, vor allem bei den Ausdauersportarten. Ausnahme: Sie haben sehr hohe Werte und/oder bislang eine von Fachleuten als ungeeignet eingestufte Sportart bevorzugt. Dann besser umsatteln!

Falls Sie aber erst mit Sport beginnen, ist anfangs ein leichtes Training am besten. Mit wachsender Kondition steigern Sie dann allmählich Ihr Pensum. Grundsätzlich gilt: Bevor Ihnen die Puste ausgeht oder die Muskeln brennen, einen Gang zurückschalten.

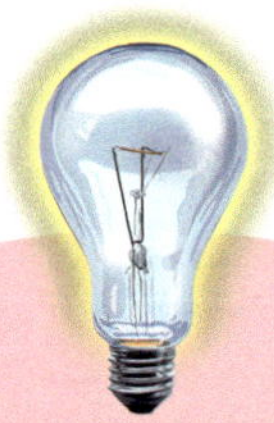

Gut zu wissen

Vorsicht bei manchen Medikamenten
Wer Betablocker oder bestimmte Kalziumantagonisten nimmt, die den Herzschlag verlangsamen, sollte die Trainingspulsfrequenz um 15–20 Prozent niedriger ansetzen, empfiehlt die Hochdruckliga.

Geeignete und ungeeignete Sportarten

Gut geeignet

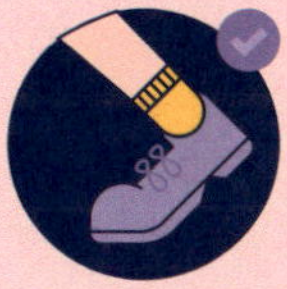

Walking, Jogging, Skilanglauf, Radfahren, Schwimmen

Sportspiele mit geringer Belastung, etwa Tischtennis

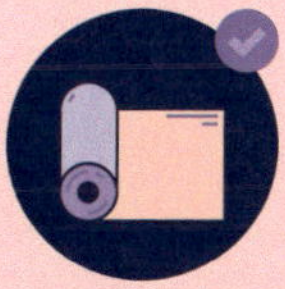

... oder Gymnastik, Kniebeugen, Liegestütze

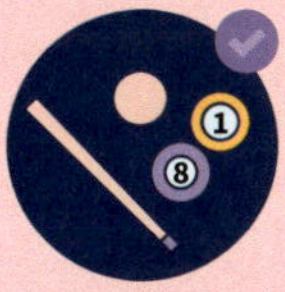

Golf, Billard

Bedingt geeignet

Rudern

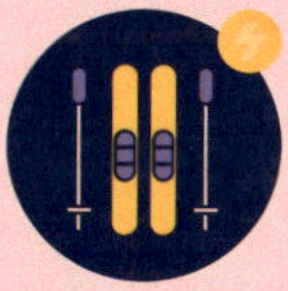

Ski alpin

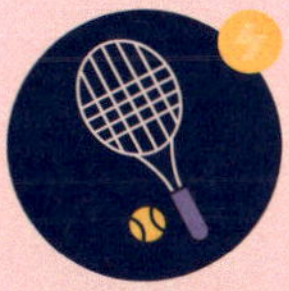

Sportspiele mit mittlerer Belastung, beispielsweise Tennis, Volleyball

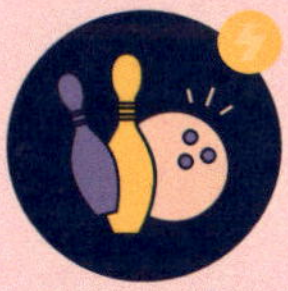

Reiten, Kegeln

Ungeeignet

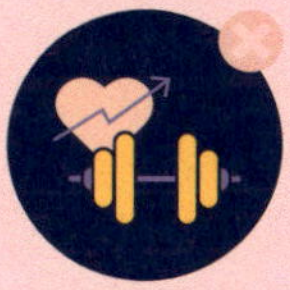

Sportarten mit hohem Krafteinsatz und akutem Blutdruckanstieg wie: Gewichtheben ...

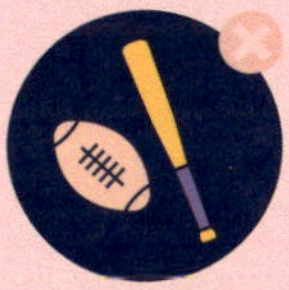

... oder Leichtathletik (Sprinten, Sprung) oder Klettern, Bergsteigen, Baseball

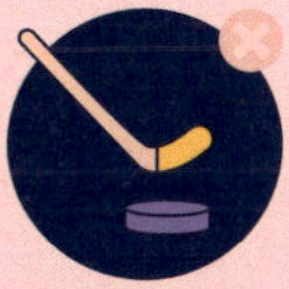

Sportspiele mit hoher Belastung (Squash, Eishockey)

Wasserski, Windsurfen, Segeln, Tauchen

14 Warum ist es für ein aktives Leben nie zu spät?

Wenn Ihre Blutdruckwerte gut eingestellt sind und Sie keine Zeichen einer Herzmuskelschwäche haben, sind Aktivitäten im Breitensport ohne ärztliche Überwachung und Risiko möglich. Auch wenn Sie bislang ein Sportmuffel waren, untrainiert sind, vielleicht eine Sportpause seit der Jugend hatten und gerade erst aufgrund der Diagnose wieder damit beginnen, profitieren Sie von mehr Bewegung. Es ist nie zu spät, um aktiv zu werden. Anfangs reichen dafür manchmal schon täglich zehn Minuten rasches Gehen, um Effekte zu erzielen.

15 Welche Vorteile haben Sportgruppen?

In ambulanten Hochdruck-Sportgruppen oder Herzsportgruppen wird das Training unter ärztlicher Überwachung und von ausgebildeten Übungsleitern durchgeführt. Das bewahrt Sie davor, sich zu überfordern. Und selbst wer diese Sicherheit nicht braucht, fühlt sich oft in Sportgruppen wohler als allein auf weiter Flur. In Gruppen kann man sich gegenseitig motivieren, „Leidensgenossen" kennenlernen und neue Bekanntschaften schließen – viele Vorteile für die Gesundheit also. Und der feste Termin in der Woche hilft, die Zügel nicht schleifen zu lassen.

Positiv denken – das spornt an!

Positives Denken muss geübt werden, das ergaben Studien zur Wirksamkeit positiver Gedanken. Zwei Komponenten spielen hierbei eine wesentliche Rolle: die bewusste Entscheidung, etwas zu verbessern, also die Motivation, und das Dranbleiben. Überlegen Sie sich ein Mantra, etwa „Jeder Schritt mehr tut meinem Blutdruck gut." Ihre optimistische Einstellung stärkt auch Ihre Wahrnehmung schöner Dinge und ein positiver Kreislauf entsteht. Versuchen Sie es ruhig öfter. Sie schaffen das!

16 Am Ball bleiben – aber wie?

Machen Sie sich zunächst klar: Welches Ziel will ich erreichen? Das kann zum Beispiel sein, regelmäßig den Blutdruck zu messen, die verordneten Medikamente zu nehmen oder mehr Sport zu treiben und sich gesünder zu ernähren. Führen Sie ein Tagebuch (hintere Klappe im Buch), um sich über die Ziele klar zu werden und darüber, in welchen Situationen Sie sich zielverhindernd verhalten. Zum Beispiel: „Wenn ich Zeitnot habe, gehe ich nicht zum Sport." Das zeigt, wann das erwünschte Verhalten wodurch verhindert wird. Wichtig ist, immer wieder die Aufmerksamkeit darauf zu lenken und das eigene Verhalten anzupassen, etwa, den Wecker morgens früher zu stellen, damit Zeit für Sport bleibt. Setzen Sie sich kleine Ziele, etwa bestimmte Tage in der Woche, an denen Sie mehr Sport treiben oder sich gesund ernähren möchten. Setzen Sie sich nicht zu viele Ziele gleichzeitig und erinnern Sie sich immer wieder daran. Belohnungen, Selbstlob oder positive Gedankenformeln motivieren zusätzlich (siehe „Gut zu wissen", S. 92)!

17 Was kann ich als Sportmuffel tun?

Sie haben mit Sport gar nichts am Hut? Dann versuchen Sie doch, mehr Bewegung in den Alltag einzubauen: Gehen Sie täglich zu Fuß zur Arbeit, zum Briefkasten oder zum Einkaufen. Steigen Sie eine Haltestelle vorher aus dem Bus und gehen Sie den Rest zu Fuß. Steigen Sie Treppen, statt den Aufzug zu nehmen. Oder legen Sie bei der Arbeit am Schreibtisch immer wieder ein paar Kniebeugen ein. Das bringt das Herz-Kreislauf-System in Schwung. Eine weitere Alternative für Sportmuffel: Tanzen Sie dem Hochdruck davon! Tanzen tut Körper und Psyche gut. Es stärkt Muskeln und Knochen, verbessert Ausdauer und Beweglichkeit, Wohlbefinden und die Stimmung. Sie steigern damit Koordination und Balance; die Konzentration des Stresshormons Cortisol nimmt ab, gleichzeitig setzt Tanzen körpereigene Glückshormone (Endorphine) frei. Studien belegen positive Effekte bei Depressionen, Ängsten und psychosomatischen Erkrankungen.

Self-Nudging – überlisten Sie Ihren inneren Schweinehund

Bluthochdruck stellt Betroffene vor große Herausforderungen, weil sie nicht nur die Krankheit selbst managen, sprich Arztbesuche oder Medikamenteneinnahmen durchhalten, sondern auch mit emotionalem Stress und Unsicherheit zurechtkommen müssen: Bekomme ich den Hochdruck unter Kontrolle? Wie weit wird er noch steigen? Welches Risiko für Folgeerkrankungen habe ich jetzt? Das kann verunsichern. Und trotz hoher Motivation fällt es manchmal schwer, den Alltag dauerhaft zu verändern. Was also tun?

Psychologen haben dafür einen Ansatz entwickelt: **Self-Nudging – kleine Alltagsstupser,** die Sie sich gezielt selbst versetzen können. Die Methode für mehr Selbstkontrolle erleichtert es, im Alltag bessere Entscheidungen zu treffen und langfristige Ziele zu erreichen. „To nudge" bedeutet „stupsen" oder „anstoßen": Nudges sind also kleine Anstöße, die Ihr Verhalten verändern. Dass die Methode chronisch Kranken hilft, notwendige Maßnahmen konsequenter einzuhalten, wurde in Studien nachgewiesen. Auch in der Vorbeugung von Krankheiten können Nudges das Gesundheitsverhalten fördern, indem sie zu mehr Sport und gesunder Ernährung animieren oder dem Konsum von Alkohol und Zigaretten entgegenwirken.

Hier einige Beispiele für das Self-Nudging:

1.

Platzieren Sie Erinnerungen und Hinweise gut sichtbar – das Foto einer Karotte auf der Kühlschranktür oder die Joggingschuhe vor dem Bett.

2.

Geben Sie den gewünschten Entscheidungen einen anderen Rahmen. Die Entscheidung: „Joggen oder Sofa?" sollten Sie dann als eine Entscheidung zwischen Gesundheit und Bluthochdruck betrachten und ihr damit eine Bedeutung über die momentane Befindlichkeit hinaus geben.

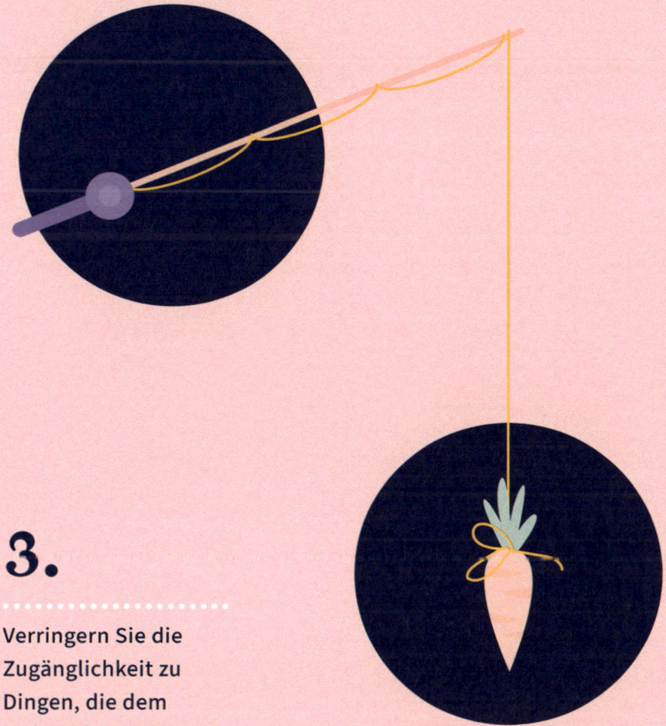

3.

Verringern Sie die Zugänglichkeit zu Dingen, die dem Ziel zuwiderlaufen: Süßigkeiten und Kochsalz im obersten Schrankfach oder in einer schwer zugänglichen Schublade platzieren, gesunde Sachen weiter vorne lagern.

4.

Verpflichten Sie sich: Schließen Sie mit Ihren Freunden oder mit Ihrer Familie eine Wette ab, dass Sie es schaffen, Ihr Trainingsprogramm einzuhalten.

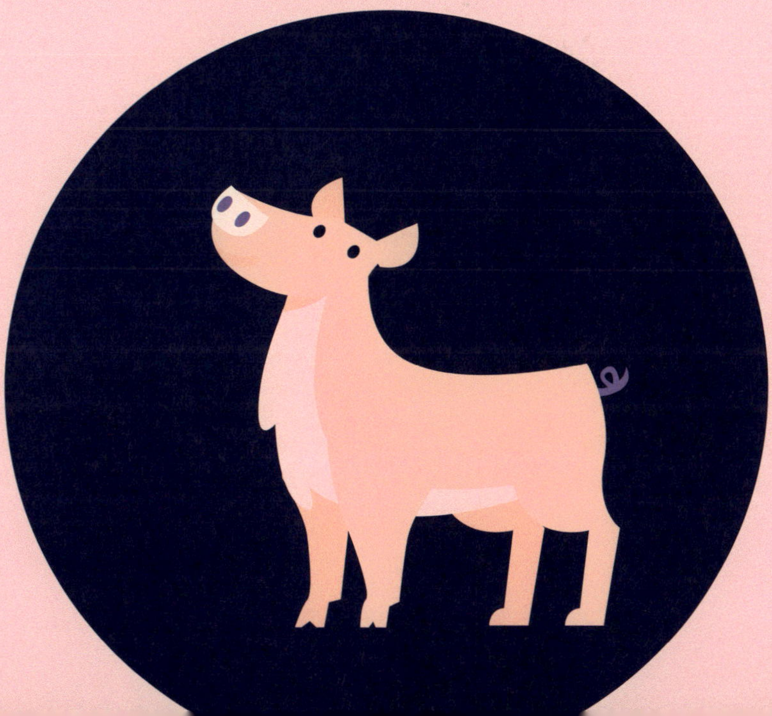

BLUTHOCHDRUCK-QUIZ

Testen Sie Ihr Wissen!

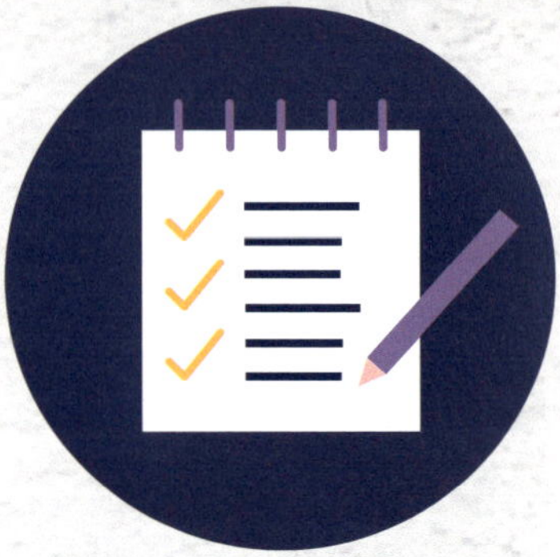

Selbstwirksam können Sie die Entwicklung Ihres Blutdrucks beeinflussen. Sind Sie ein Profi?

1

Was trifft zu?

- (a) Im Alter sollte man keinen Sport treiben, weil die Knochen brüchig sind
- (b) Bewegung nutzt in jedem Alter
- (c) Bei Übergewicht ist Sport schädlich

2

Wie vermeiden Sie Belastungsspitzen?

- (a) Indem ich bestimmte Sportarten meide
- (b) Indem ich vor dem Sport mehr Tabletten nehme
- (c) Indem ich mich vor dem Sport besonders schone

3

Welchen Effekt haben Sport und Ernährung auf die medikamentöse Blutdrucktherapie?

- (a) Nach sechs Monaten kann man die Medikamente absetzen
- (b) Sie haben keinen messbaren Einfluss
- (c) Beide können helfen, die Dosis der Medikamente zu verringern

4

Welcher körpereigene Stoff trägt zur Erhöhung des Blutdrucks bei?

- (a) Cortisol
- (b) Endorphin
- (c) Dopamin

5

Wie viel Sport müssen Sie treiben, um den Blutdruck in etwa so viel zu senken wie ein Medikament?

- (a) Täglich 60 Minuten
- (b) Einmal eine Stunde am Wochenende
- (c) Fünfmal pro Woche für 30 Minuten

AUFLÖSUNG:

1 (b) **ist richtig:**
Bewegung hilft in jedem Alter, den Blutdruck zu senken. Versuchen Sie eine Bewegungsart zu finden, die für Ihr Alter, zu Ihren Vorlieben und zu etwaigen Vorerkrankungen passt. Es muss nicht unbedingt Joggen sein, auch Spaziergehen wirkt sich positiv auf den Blutdruck aus.

2 (a) **ist richtig:**
Geeignet sind Ausdauersportarten, die den Kreislauf auf Trab bringen, wie Laufen, Radfahren oder Schwimmen. Weniger geeignet sind Sportarten, deren Belastung man schwer steuern kann, wie Squash oder Tennis, oder die eine hohe Pressatmung und damit Blutdruckspitzen produzieren, wie Gewichtheben oder Sprinten

3 (c) **ist richtig:**
Eine gesunde Lebensweise unterstützt die medikamentöse Therapie optimal und hilft, die Dosis Ihrer Medikamente zu verringern.

4 (a) **ist richtig:**
Cortisol ist ein körpereigenes Hormon, das in der Nebennierenrinde gebildet wird. Es wird bei Stress, aber auch bei starkem Übergewicht, bei Alkoholismus und Depressionen ausgeschüttet und lässt den Blutdruck steigen.

5 (c) **ist richtig:**
Fünfmal pro Woche mindestens 30 Minuten lang Sport ist nötig, um den Blutdruck in etwa so viel zu senken wie ein Medikament.

Notizen

Mit dem Rauchen aufzuhören ist kinderleicht. Ich habe es schon hundertmal geschafft.

MARK TWAIN

5

Die Psyche stärken

Bauen Sie Stress ab

Auch unsere Psyche spielt eine Rolle bei der Entstehung von Bluthochdruck. Im Gegenzug kann sie – richtig eingesetzt – sogar zu seiner Senkung beitragen. Wie das funktioniert, erfahren Sie in diesem Kapitel.

1 Gibt es guten und schlechten Stress?

Ja, nicht jeder Stress ist schlecht für die Gesundheit. Stress ist eigentlich ein normaler Bestandteil des Lebens. Schon unsere Steinzeit-Vorfahren hatten Stress, wenn ein Nachbarstamm angriff oder ein Säbelzahntiger hinter dem Gebüsch lauerte. Aber auch eine Hochzeit, die Geburt eines Kindes oder eine Urlaubsreise können Stress auslösen. Ein Leben ohne Stress ist weder möglich noch wünschenswert, denn er wirkt nicht nur negativ. Der positive Eustress hat wichtige Funktionen in unserem Leben: In einer Prüfung oder einem Wettkampf motiviert er, aktiviert Kräfte und macht leistungsfähig. Unser Körper ist darauf eingerichtet und kann anschließend wieder zur Ruhe kommen. Sagen wir allerdings „Ich habe Stress", ist die negative Variante gemeint, der sogenannte Distress. Der entsteht in belastenden Situationen, wenn wir dauerhaft einem Leistungs- oder Zeitdruck ausgesetzt sind, uns übertriebener Perfektionismus antreibt. Auch krisenhafte Lebenssituationen, etwa eine Trennung, ein Trauerfall, finanzielle Sorgen oder Konflikte, können negativen Stress auslösen.

2 Was macht Stress mit dem Körper?

Eine Stressreaktion beginnt, wenn das Gehirn eine Situation als bedrohlich oder als sehr unangenehm bewertet. Die Aktivierung des sympathischen Nervensystems (Sympathikus) sorgt dafür, dass sich der Organismus auf Kampf oder Flucht vorbereiten kann. Im Laufe der Evolution war das überlebensnotwendig. Wären unsere Vorfahren in Gefahren entspannt geblieben, hätten sie nicht lange überlebt. Als Folge werden Stresshormone ausgeschüttet: Adrenalin, Noradrenalin, Cortisol und Aldosteron. Das Immunsystem fährt herunter, das Herz schlägt schneller und pumpt mehr Blut durch den Körper. Die Gefäße verengen sich, der Blutdruck steigt, wir können in der Gefahrensituation optimal handeln.

Wenn darauf wieder eine Entspannungsphase folgt, ist das kein Problem. Das parasympathische Nervensystem (Parasympathikus, auch Ruhenerv oder

Erholungsnerv genannt) sorgt für Beruhigung: Die Stresshormone werden abgebaut, Atmung und Herzschlag verlangsamen sich – der Blutdruck sinkt. Wird Stress allerdings zum Dauerzustand, belastet er das Herz-Kreislauf-System. Die Herzleistung ist dauerhaft gesteigert, der Blutdruck dauerhaft zu hoch. Dauerstress verursacht auch strukturelle Veränderungen in der Wand der kleinen Gefäße, der Arteriolen. Sie versteifen, sind weniger flexibel und können sich bei Bedarf nicht mehr so gut ausdehnen. Gegen den vermehrten Widerstand im Gefäßsystem muss das Herz noch stärker anpumpen – ein Teufelskreis.

3 Woran merke ich, dass ich zu viel negativen Stress habe?

Stressoren können Lärm, Zeitdruck und Überforderung am Arbeitsplatz sein, ebenso Schichtarbeit, ein schlechtes Arbeitsklima mit Mobbing und Konkurrenzdruck. Hinzu kommen Ereignisse wie Trennungen, Verlust oder Krankheit nahestehender Menschen.

Ob Sie unter Dauerstress leiden, merken Sie an Ihrem Verhalten. Reagieren Sie schon bei Alltagskonflikten gereizt, rasten Sie bei einem Streit, einem zu langsam arbeitenden Computer oder im Stau leicht aus? Fühlen Sie sich überfordert oder ängstlich, haben Sie viele Sorgen, Konzentrationsstörungen und Stimmungsschwankungen?

Auch wer nur schlecht in den Schlaf findet, nachts häufig wach liegt und grübelt, sollte Techniken der Stressreduktion erlernen. Denn dauerhafter Schlafmangel wirkt sich negativ auf den Blutdruck aus.

Gut zu wissen

Stress reduzieren

Entspannungstechniken, die zwischen Aktivität und Ruhe, zwischen Spannung und Entspannung der Muskulatur wechseln, wie die Progressive Muskelentspannung nach Jacobson oder das autogene Training, sind besonders geeignet.

AUF EINEN BLICK

So wirkt sich Stress auf den Körper aus

- Sofort (lila)
- Langfristig (gelb)

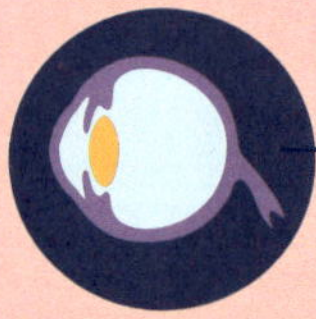

AUGE

- Pupillen vergrößern sich (sofort)

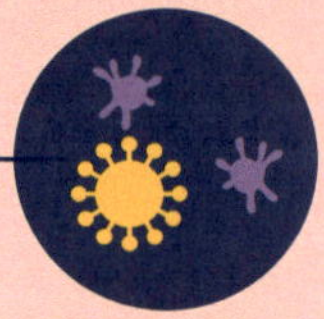

IMMUNSYSTEM

- Reduziert Abwehrreaktionen (sofort)
- Auf Dauer bleibt es geschwächt (langfristig)

LUNGE

- Bronchien weiten sich, Atmung wird verstärkt und mehr Sauerstoff aufgenommen (sofort)

LEBER

- Glykogen (Energiespeicherform) wird in Glukose umgewandelt (zusätzliche Energie für Muskulatur) (sofort)

NEBENNIEREN

- Stresshormone (Adrenalin, Noradrenalin) werden ausgeschüttet (sofort)

DARM

- Blutgefäße in den Eingeweiden verengen sich, Verdauung wird gedrosselt (sofort)
- Verminderte Blutversorgung macht Darm anfällig für Erkrankungen (langfristig)

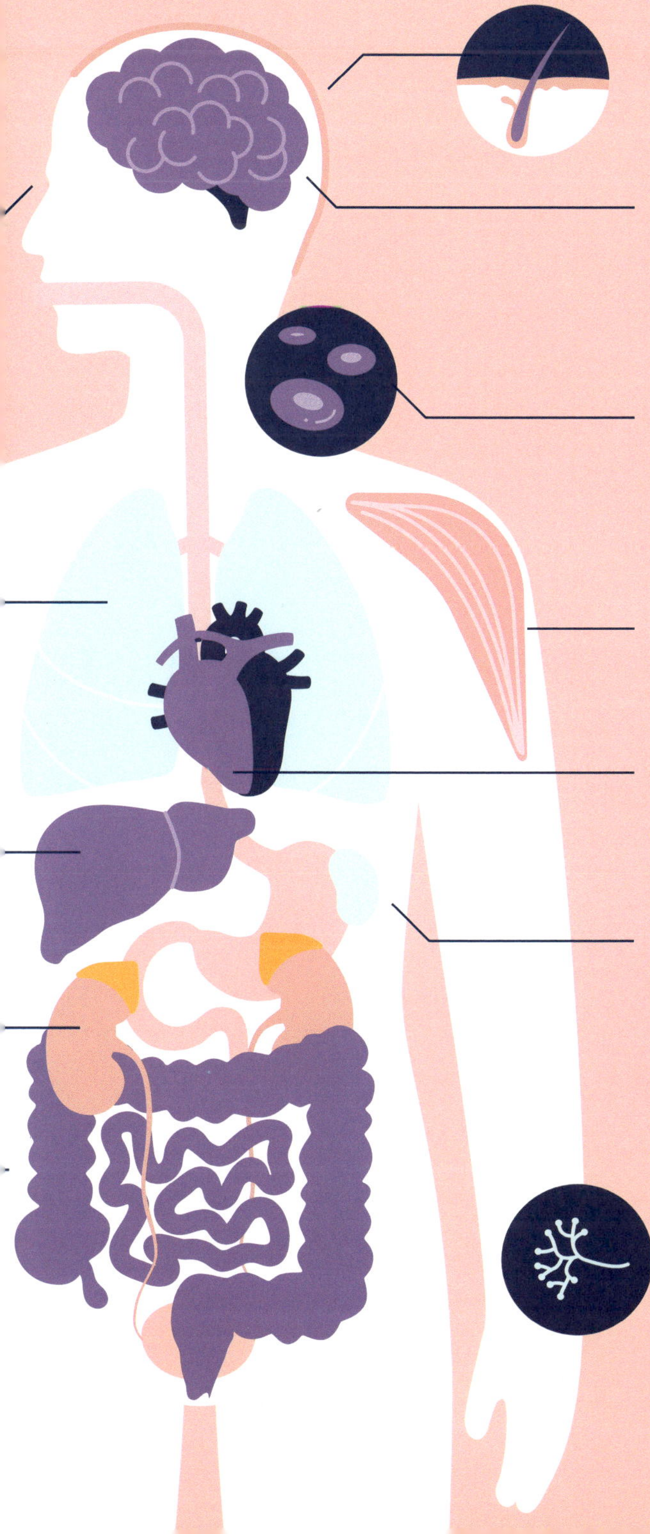

HAARE

- Haarbalgmuskeln kontrahieren (Aufstellen der Haare, „Gänsehaut“)

GEHIRN

- Situation wird als bedrohlich bewertet. Hypothalamus aktiviert Sympathikus und dieser verändert Aktivität der Organe
- Anhaltender Stress schädigt Gehirn und Nervensystem

BLUT

- steigt, Umlaufgeschwindigkeit erhöht sich
- Blutgerinnungssystem wird aktiviert (für den Fall von Verletzungen)

MUSKELN

- Blutgefäße in Skelettmuskeln erweitern sich, Durchblutung steigt

HERZ

- schlägt schneller, pumpt mehr Blut
- Dauerbelastung schwächt Herzmuskel

MILZ

- Rote Blutkörperchen (Sauerstoff-träger) schwemmen aus

GEFÄSSE

- Blutgefäße werden auf weit gestellt
- Permanent erhöhter Blutdruck schädigt Blutgefäßinnenwände

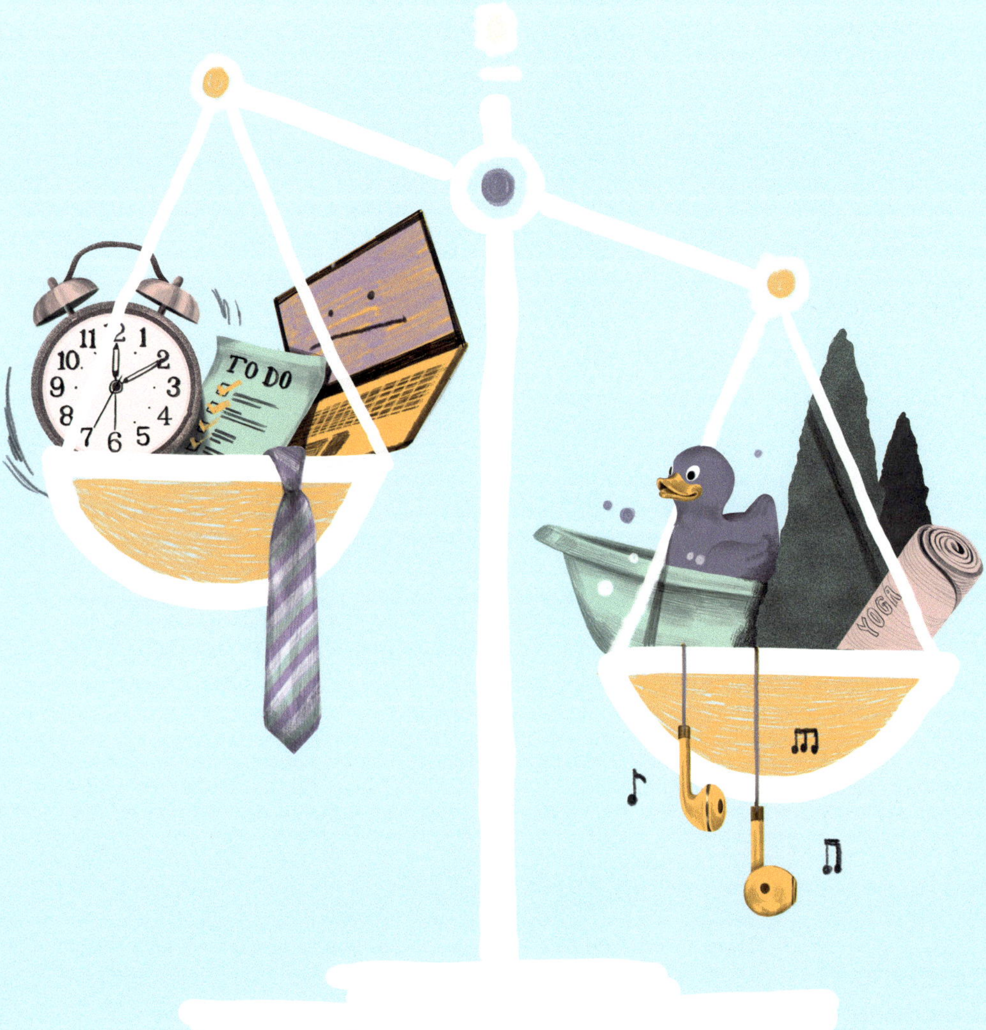
TO DO
YOGA

„Es gilt, die Erkrankung zu akzeptieren und gemeinsam nach einer Behandlung zu suchen."

Treibt starker negativer Stress bei allen Menschen den Blutdruck gleichermaßen in die Höhe?

DR. MED. CHRISTA KLEINSCHMIDT: Bei allen Menschen steigt unter Stress der Blutdruck, das ist von der Natur so vorgesehen und hat den Sinn, dass wir kritische Situationen meistern können. Bei wem dieser Blutdruckanstieg allerdings übermäßig ausfällt oder ob sich ein chronisch erhöhter Blutdruck entwickelt, hängt dabei von vielen Faktoren ab, körperlichen wie auch seelischen. Denn welche Situationen konkret Stress auslösen, ist für jeden Menschen individuell unterschiedlich. Das kann man nicht pauschalisieren.

Können Sie ein Beispiel nennen?

KLEINSCHMIDT: Ist etwa ein Mensch der Überzeugung, er müsse seine Arbeit unter allen Umständen nicht nur gut, sondern perfekt erledigen, dann wird ihn ein hoher Arbeits- und Zeitdruck eher stark belasten und er wird ein erhöhtes Risiko für Bluthochdruck haben. Jemand, der seine Grenzen dagegen besser beachtet und die Arbeit so gut erledigt, wie er eben kann, aber nicht diesen Perfektionsanspruch hat, wird in genau derselben Situation unter genau denselben Bedingungen wesentlich weniger in Stress geraten. Und dann wird dieselbe Situation für ihn oder sie auch keine negativen Folgen auf den Blutdruck haben.

Was sind typische Situationen im Alltag, in denen psychische Faktoren den Blutdruck erhöhen?

KLEINSCHMIDT: Zu einem Blutdruckanstieg kommt es beispielsweise, wenn wir Angst haben. Dann bereitet sich der Körper darauf vor, zu fliehen oder sich zu verteidigen. Eine typische Situation wäre zum Beispiel die Angst, bei einer wichtigen Prüfung zu versagen. Und auch wenn wir wütend werden, steigt der Blutdruck. Hier wäre zum Beispiel ein Streit mit einem anderen Menschen eine typische Situation. Halten Konflikte, Angst und Wut länger an, etwa in einer Mobbingsituation, kann sich ein chronisch erhöhter Blutdruck einstellen.

Kann auch die ungewohnte Klinikumgebung bei Ihren Patienten den Blutdruck hochtreiben?

KLEINSCHMIDT: Viele Patienten unserer Klinik haben in den ersten Tagen des Aufenthaltes tatsächlich einen hohen Blutdruck. Wenn sich diese Erhöhung in Grenzen hält, warten wir immer ein paar Tage ab, bis wir ein Medikament verordnen oder eine bestehende Medikation erhöhen. Sobald sich die Angst vor der neuen ungewohnten Situation legt, die Umgebung vertrauter wird und der Kontakt zu den Mitpatienten hergestellt ist, sinkt der Blutdruck oft von ganz allein wieder.

Gibt es aus Ihrer klinischen Erfahrung heraus weitere Faktoren für die Entwicklung eines Bluthochdrucks?

KLEINSCHMIDT: Auch psychosoziale Faktoren haben Einfluss auf die Entstehung der Hypertonie. Menschen etwa, die viele Jahre im Schichtdienst arbeiten, haben ein erhöhtes Risiko, an einer Hypertonie zu erkranken. Hier gilt es, in Zukunft Arbeitsprozesse so zu gestalten, dass eine Schichttätigkeit möglichst verträglich gestaltet wird, wenn sie schon nicht zu vermeiden ist. Und auch eine chronische Lärmbelastung kann eine Hypertonie mit auslösen. Hier ist die Politik gefragt, solche Umweltfaktoren, etwa durch Nachtflugverbote, Geschwindigkeitsbegrenzungen oder Lärmdämmung, zu reduzieren. Es liegt nicht immer nur bei den Betroffenen selbst.

Kann auch der Wunsch, Stress zu reduzieren, Leistungsdruck, Versagensängste und damit negativen Stress auslösen?

KLEINSCHMIDT: Ja, auch das passiert. Einige geraten in einen solchen Teufelskreis. Dann kann es ratsam sein, therapeutische Hilfe in Anspruch zu nehmen. Die Erkrankung an einer arteriellen Hypertonie hat viele Faktoren, chronischer negativer Stress ist einer davon. Niemand ist selbst „schuld" daran. Das ist ganz wichtig, sich klar zu machen. Es ist kein Versagen und kein Grund, sich selbst Vorwürfe zu machen. Es gilt, die Erkrankung zu akzeptieren und gemeinsam mit seiner Ärztin oder seinem Arzt nach einer Behandlung zu suchen.

Wie bewältigt man die Angst vor den Folgen einer schweren Hypertonie?

KLEINSCHMIDT: Wichtig ist es, diese Angst ernst zu nehmen und konstruktiv damit umzugehen, indem man sich in ärztliche Behandlung begibt. Bei einer schwer einstellbaren Hypertonie ist es zum Beispiel wichtig, körperliche Erkrankungen, wie zum Beispiel Nierenerkrankungen, auszuschließen, die eine schwere Hypertonie nach sich ziehen. Außerdem ist es wichtig, seine Medikamente regelmäßig zu nehmen und die Lebensstiländerungen umzusetzen. Dann hat man alles dazu getan, um seine Erkrankung zu behandeln und positiv zu beeinflussen, und das kann ein tröstlicher und beruhigender Gedanke sein.

Gibt es SOS-Übungen gegen Druckspitzen?

KLEINSCHMIDT: Atemübungen, Progressive Muskelentspannung oder autogenes Training können sich positiv auch auf einen akuten Blutdruckanstieg auswirken. Wichtig ist allerdings, dass man diese Entspannungstechniken regelmäßig übt, damit man sie in der akuten Situation dann auch anwenden kann. Je vertrauter man mit einer Entspannungstechnik ist, umso besser kann man sie als SOS-Übung einsetzen. Ist ein Blutdruckanstieg allerdings sehr ausgeprägt oder gar begleitet von Atemnot, Kopf- oder Brustschmerzen oder Schwindel, sollte man auf seine Notfallmedikation zurückgreifen und ärztliche Hilfe suchen, statt nur auf Entspannung zu setzen.

Wie kann eine Psychotherapie helfen und welche Ansätze sind hier besonders geeignet, um den Blutdruck zu senken?

KLEINSCHMIDT: Psychotherapie kann eine medikamentöse Blutdruckbehandlung nicht ersetzen, aber unterstützen. In einer Verhaltenstherapie kann man zum Beispiel lernen, mit Stress besser umzugehen, seinen Perfektionismus zu hinterfragen und sich zu ausgleichenden entspannenden Aktivitäten zu motivieren. Manchmal wird eine Hypertonie auch durch eine Depression oder eine Angsterkrankung aufrechterhalten oder verschlimmert. Die therapeutische Behandlung einer psychischen Begleiterkrankung wirkt sich dann in der Regel auch günstig auf den Bluthochdruck aus.

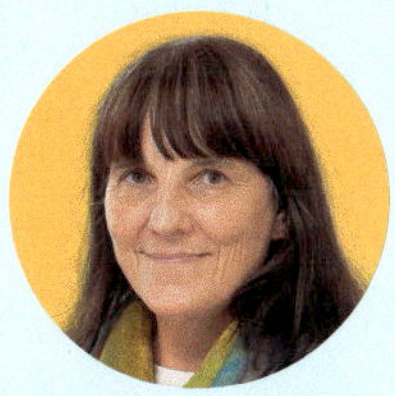

DR. MED. CHRISTA KLEINSCHMIDT
ist Internistin und Chefärztin Psychosomatik/Psychotherapie an der Klinik am Homberg in Bad Wildungen

4 Warum ist die Balance zwischen An- und Entspannung wichtig?

Damit dieser innere Alarmzustand nicht chronisch wird, ist es wichtig, wieder „herunterzukommen“. Stress und Entspannung sollten sich abwechseln. Normalerweise ist das kein Problem, denn über ein eingespieltes System von An- und Entspannung sorgt unser Nervensystem für diese Balance. Kümmern wir uns aber zu wenig um Ausgleich und kommen wir nach Stressphasen nicht zur Ruhe, wird Stress chronisch. Und chronischer Distress kann viele Erkrankungen, darunter Bluthochdruck, (mit) verursachen. Das wird verständlich, wenn man sich klar macht, was Stress im Körper anrichtet.

5 Können Entspannungsübungen den Blutdruck senken?

Ja, vor allem leichter Bluthochdruck lässt sich mit Entspannungstechniken und auch mit bewegten Formen wie Tai-Chi oder Yoga beeinflussen. Das kann dazu beitragen, eine medikamentöse Therapie hinauszuzögern oder zumindest die Menge der Medikamente zu reduzieren. Und nicht zu vergessen – auch der Alltag bietet Möglichkeiten für Entspannung: Gespräche mit Freunden, Gartenarbeit, kochen mit der Familie, Ausflüge, lesen, singen, töpfern, malen oder musizieren.

Schlaf gut!

Schlafprobleme können den Blutdruck erhöhen. Entspannungstechniken helfen beim Ein- und Durchschlafen. Hilfreich kann ein Schlaf-Tagebuch sein, um den Ursachen für Schlafprobleme auf die Spur zu kommen. Und wenn Sie lieber auf Technik vertrauen, finden Sie digitale Hilfen wie Apps und Online-Trainings oder Geräte, die ein beruhigendes Rauschgeräusch produzieren. Sprechen Sie Ihren Arzt an, wenn Sie dauerhaft schlecht schlafen, tagsüber müde sind oder schnarchen. Dahinter könnten nächtliche Atemaussetzer (Schlafapnoe) stecken.

Mehr Ruhe und Gelassenheit durch Achtsamkeit

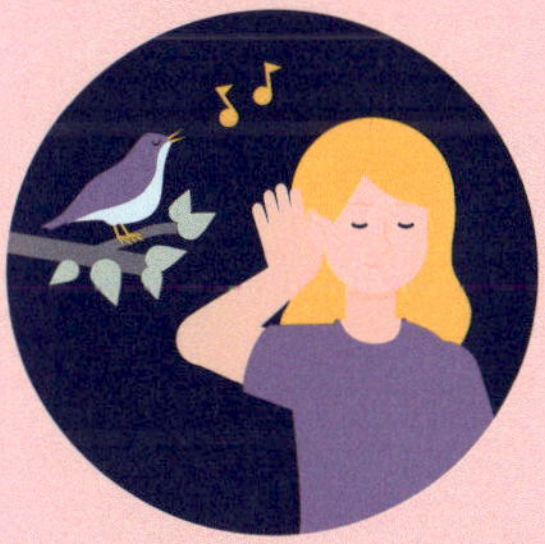

Achtsamkeit fördert die körperliche und psychische Gesundheit und hilft in akuten Stressphasen.
Das Konzept stammt aus dem Buddhismus und ist inzwischen auch im Westen verankert. Im Zentrum steht das Ziel, sich bewusst auf das Wesentliche im gegenwärtigen Moment zu konzentrieren. Dazu gehört die Fähigkeit, Situationen zu akzeptieren, ohne sie zu bewerten, und aus dieser Ruhe heraus klüger zu (re)agieren. In Achtsamkeitstrainings lernen Sie, Ihre Aufmerksamkeit zu lenken, sowie Selbstentspannung, um Situationen, Gefühle sowie körperliche Symptome besser wahrnehmen zu können. Die Mindfulness-Based-Stress-Reduction (MBSR, auf Deutsch: Achtsamkeitsbasierte Stressreduktion) wird in vielen Kliniken eingesetzt. Studien zeigen positive Wirkungen gegen Stress, Ängste und Depressionen. Achtsamkeit erleichtert den Umgang mit Erkrankungen und hat auch positive Wirkungen auf den Blutdruck.
Die Kosten für zertifizierte Kurse werden von vielen Krankenkassen zu 80 Prozent erstattet.

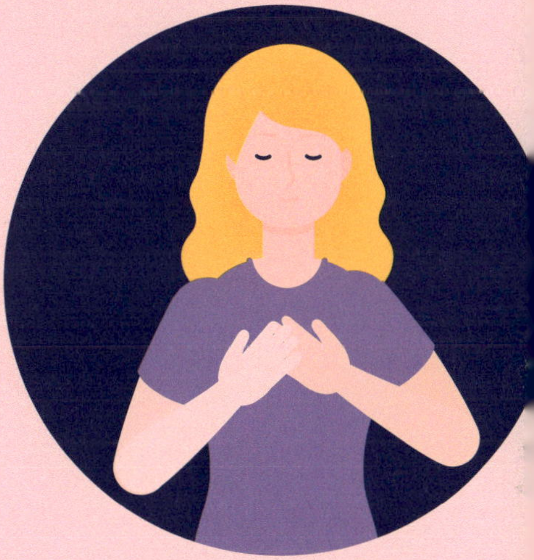

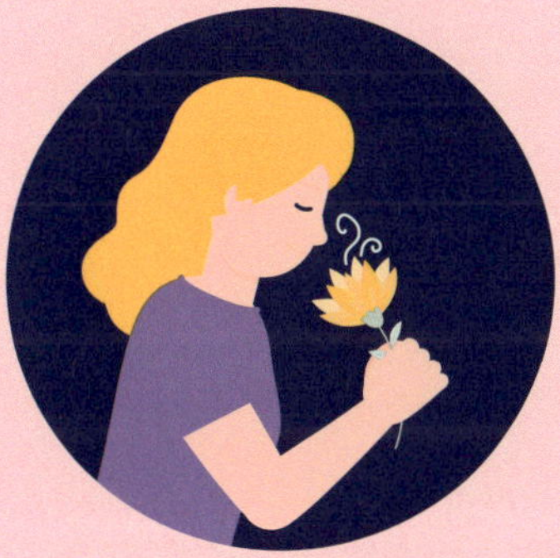

Kurze Achtsamkeits-Übung

Handy aus, bequem sitzen, Augen schließen, für einige Minuten auf den Atem konzentrieren. Gedanken oder Gefühle ziehen lassen. In akuten Stresssituationen hilft die 3-Atemzüge-Technik: Mit dem ersten Einatmen nur auf den Atem konzentrieren, mit dem zweiten die körperliche Anspannung fallen lassen und mit dem dritten ruhig überlegen, was nun als Erstes getan werden muss.

6 Wirken sich Anti-Stress-Methoden auf den Blutdruck messbar aus?

Ja, die Auswirkungen von Entspannungstechniken auf das Herz-Kreislauf-System kann man zum Beispiel mit Biofeedback messen und dieses dann auch zum Erlernen von Entspannungstechniken nutzen. Dabei werden Kreislaufwerte, wie die Durchblutung der Haut, Puls oder Blutdruck, auf einem Monitor grafisch dargestellt; so erhält der Patient eine direkte Rückmeldung der entspannenden Wirkung etwa einer bestimmten Atemtechnik. Diese Methode wird in psychosomatischen Kliniken und Reha-Einrichtungen angewandt.
Im kleinen Rahmen können Sie das auch selbst zu Hause probieren: Messen Sie Ihren Blutdruck, machen Sie anschließend eine Stunde lang ein Entspannungstraining und messen Sie anschließend Ihren Blutdruck noch einmal. Der Vorher-nachher-Unterschied kann eine gute Motivation sein.

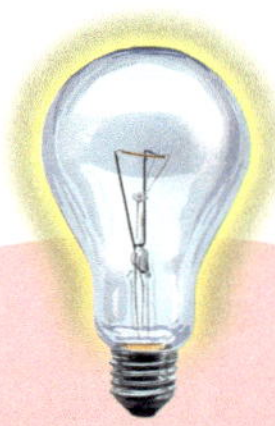

Gut zu wissen

Digital Detox

Müssen Sie ständig Nachrichten und die Weltlage checken? Besser nicht, denn das stresst, wenn es zum Dauerzustand wird! Schalten Sie Ihr Handy zwischendurch immer wieder für eine Zeit lang aus und genießen Sie die Ruhe.

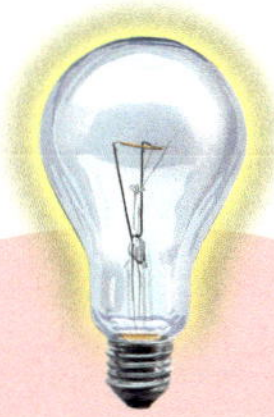

Gut zu wissen

Waldesruh!
Schon 15 Minuten Spazierengehen im Wald reduziert das Stress-Empfinden, senkt den Blutdruck, die Herzfrequenz und vermindert Stresshormone im Blut. Ein Spaziergang in der Innenstadt hat diese Effekte nicht, wohl aber der Gang durch einen Park.

7 Kann Entspannung in der Natur den Blutdruck senken?

Ja! Das sogenannte Waldbaden hat tatsächlich positive Effekte auf den Blutdruck. Bei einem Waldbad steht die bewusste Entspannung im Vordergrund: das Schlendern, das Wahrnehmen mit allen Sinnen und das Loslassen des Alltags. In Japan wird „Shinrin yoku" der Bevölkerung zur Gesundheitsvorsorge empfohlen.

Forschende konnten positive Effekte auf den Organismus belegen: Waldbaden senkt die Cortisol-Konzentration, Puls und Blutdruck. Gleichzeitig wird die Ausschüttung des Hormons DHEA stimuliert, das positive Effekte auf das Herz-Kreislauf-System hat. Bauen Sie also so oft wie möglich Spaziergänge in der Natur in den Tagesablauf ein.

8 Ist gegen Nervosität auch ein Kraut gewachsen?

Ja, sogar mehrere. Gegen Tagesnervosität helfen neben Entspannungstechniken auch Heilkräuter aus der Natur. Ist ärztlich abgeklärt, dass keine körperliche oder psychische Störung hinter den Symptomen steckt, können Sie es mit traditionellen Heilkräutern versuchen: Baldrian, Passionsblume, Zitronenmelisse, Kamille, Hopfen, Melisse, Johanniskraut, Lavendel oder Lindenblüten. Sie helfen bei Schlafstörungen, beruhigen das zentrale Nervensystem, wirken ausgleichend, krampf- und spannungslösend, lindern Nervosität und Angst. Doch Vorsicht: Manche Heilkräuter können durchaus Nebenwirkungen wie Schläfrigkeit oder Kopfschmerzen auslösen oder mit Medikamenten wechselwirken.

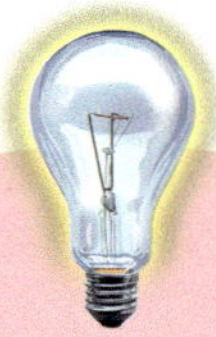

Gut zu wissen

Zum Entspannen in die Sauna? Tipps bei Bluthochdruck

Manche Menschen gehen zur Entspannung in die Sauna. Doch gerade das eiskalte Tauchbad nach der Sauna kann den Blutdruck in die Höhe schießen lassen. Daher gilt: Besser langsam abkühlen. Auch Kneippsche Wasseranwendungen wie Wechselduschen zur Anregung des Kreislaufs und Massagen zur Entspannung können eine gute Alternative sein.

Werden Sie zum Experten in eigener Sache!

Schulungen und Infoabende in Praxen, Kliniken oder von Krankenkassen vor Ort liefern wichtige Informationen über Bluthochdruck. Dort erfahren Sie mehr über die Krankheit und lernen, besser damit umzugehen. Zur Expertin oder zum Experten für die eigene Erkrankung zu werden hilft gegen Unsicherheit und stärkt das wichtige Gefühl der Selbstwirksamkeit.

9 Gemeinsam gegen den Druck: Warum sind Selbsthilfegruppen hilfreich?

Herausforderungen lassen sich gemeinsam oft leichter bewältigen als allein. In Selbsthilfegruppen geben sich die Teilnehmenden praktischen Rat und haben die Möglichkeit, sich gegenseitig zu unterstützen sowie sich über Beratungs- und Behandlungsmöglichkeiten auszutauschen:
Welches Medikament hat mir geholfen? Wie gehe ich mit den Nebenwirkungen um? Wo gibt es welche Anti-Stress-Kurse? Wie bewältige ich Ängste vor einem stetig steigenden Blutdruck? Ein weiterer Pluspunkt: Selbsthilfegruppen organisieren oft spezielle Aktivitäten und Angebote für Bluthochdruckbetroffene: Vorträge über gesunde Ernährung und Kochabende, Sportkurse und Entspannung, Ausflüge, Wanderungen oder Treffen. Das erhöht die Lebensqualität.
Bei der Nationalen Kontakt- und Informationsstelle zur Anregung und Unterstützung von Selbsthilfegruppen (NAKOS) können Sie online bundesweit nach einer Selbsthilfeadresse suchen. NAKOS bietet zudem eine Telefon-Hotline. Die Adresse dazu finden Sie im Kapitel 6 auf Seite 120. Auch die Deutsche Hochdruckliga vermittelt Kontakte zu Selbsthilfegruppen.

10 Freundschaften und Cortisol – worin besteht hier der Zusammenhang?

Sie haben es sicher schon oft selbst erfahren: Freundschaften geben emotionale Wärme, positive Gefühle, Zugehörigkeit und Geborgenheit. Die Wissenschaft entdeckt immer mehr positive Effekte von Freundschaften.

Demnach steigern Freundinnen und Freunde auch messbar die Lebenszufriedenheit und wirken stabilisierend auf die Psyche. Das hilft nicht nur der Seele, sondern auch dem Körper, denn Freunde senken das Risiko für Bluthochdruck und Depressionen, für Übergewicht und Entzündungen. Ein Grund dafür: Die Anwesenheit von befreundeten Menschen dämpft die Ausschüttung des Stresshormons Cortisol, das mit verantwortlich ist für einen hohen Blutdruck. Damit dienen Freundschaften uns auch als seelische Stütze.

Doch auch bei Freundschaften gilt: selbst aktiv werden, denn die Kontakte wollen gepflegt werden. Überlegen Sie, welche vielleicht etwas eingeschlafenen Freundschaften man wieder zum Leben erwecken könnte, wer vielleicht auf eine Verabredung wartet. Am besten gleich das Telefon in die Hand nehmen, davon profitiert nicht nur Ihre Gesundheit, sondern auch die Ihrer Freunde.

11 Kann auch die Psychotherapie den Blutdruck senken?

Ja. Eine Psychotherapie kann helfen, das Stressempfinden zu reduzieren und somit gleichzeitig das Wohlbefinden steigern. Häufig verursachen tief sitzende seelische Probleme und Konflikte negativen Stress und treiben den Blutdruck dauerhaft in die Höhe.

In solchen Fällen kann eine Psychotherapie Zugang zu den tiefer liegenden Ursachen verschaffen, neue Sichtweisen aufzeigen und praktische Auswege im Alltag liefern. Psychotherapie, insbesondere Verhaltenstherapie, wurde in wissenschaftlichen Studien als wirksam bei der Behandlung von Bluthochdruck belegt.

Ganzheitlich werden Psychotherapien in der Regel in Kombination mit blutdrucksenkenden Medikamenten eingesetzt, unterstützen also die medikamentöse Therapie.

12 Welche psychotherapeutischen Ansätze wirken nachweislich?

Die Verhaltenstherapie, die Psychoanalyse oder tiefenpsychologisch orientierte Verfahren werden auf Antrag, der gemeinsam mit dem Psychotherapeuten gestellt wird, von den gesetzlichen Krankenkassen bezahlt.

Sie kommen als Einzelgesprächs- oder auch als Gruppentherapien ergänzend zur medikamentösen Behandlung infrage. Das kann ambulant in einer Praxis für Psychotherapie erfolgen oder umfassender in einer psychosomatisch ausgerichteten Klinik. In Kliniken können oft zusätzlich kreative psychotherapeutische Methoden dazu kombiniert werden, wie die Konzentrative Bewegungstherapie (KBT), eine Kunst-, Tanz- oder Musiktherapie. Die Kombination dieser psychotherapeutischen Methoden zeigt in Reha-Kliniken eine bessere Wirkung als die rein medizinische Behandlung mit Medikamenten.

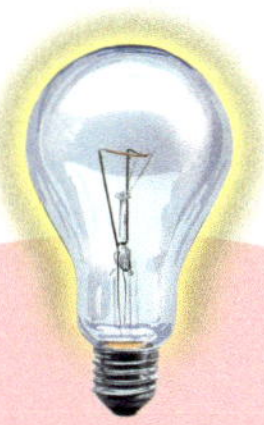

Gut zu wissen

Freundschaften machen gesund

Forscher fanden heraus, dass es zwischen dem körperlichen Wohlbefinden und der Größe des Freundeskreises einen messbaren Zusammenhang gibt. Je mehr Freunde zum Beispiel Jugendliche haben, desto geringer ist ihr Risiko, in nächster Zeit krank zu werden.

BLUTHOCHDRUCK-QUIZ

Testen Sie Ihr Wissen!

Psychische Belastungen und Stress können den Blutdruck beeinflussen. Wissen Sie, wie Sie sich gut vor negativen Einflüssen schützen?

1

Was kann gesundheitsschädlichen Stress auslösen?

- (a) Eine Hochzeitsfeier
- (b) Übertriebener Perfektionismus
- (c) Einen Vortrag halten zu müssen

2

Was versteht man unter Parasympathikus?

- (a) Einen Teil des Nervensystems, der für Entspannung sorgt
- (b) Einen unfreundlichen Menschen, der Stress auslöst
- (c) Ein stresslösendes Medikament

3

Was entspannt auf gesunde Weise?

- (a) Ein Likör vor dem Zubettgehen
- (b) Ein Schokoriegel
- (c) Extrakte aus Hopfen

4

Welche Bewegungsart hilft gegen Bluthochdruck?

- (a) Boxen
- (b) Tai-Chi
- (c) Gewichtheben

5

Welches psychotherapeutische Verfahren wird von den Krankenkassen bezahlt?

- (a) Psychoanalyse
- (b) Rebirthing-Therapie
- (c) Waldtherapie

AUFLÖSUNG:

1 (b) ist richtig:
Übertriebener Perfektionismus und zu hohe Erwartungen an die eigenen Leistungen können auf Dauer negativen Stress verursachen und über die dauerhafte Anspannung auch negative Effekte auf das Herz-Kreislauf-System haben.

2 (a) ist richtig:
Der Parasympathikus ist ein Teil unseres Nervensystems, der für Erholung und Ruhe zuständig ist. Dagegen fördert sein Gegenspieler, der Sympathikus, unsere Leistungs- und Kampfbereitschaft und verursacht die Ausschüttung von Stresshormonen und den Anstieg des Blutdrucks.

3 (c) ist richtig:
Natürliche Präparate aus traditionellen Heilpflanzen wie Hopfen und Melisse, Johanniskraut, Lavendel oder Lindenblüten wirken ausgleichend und beruhigend in Stressphasen und gegen Nervosität.

4 (b) ist richtig:
Bewegungsformen, die zwischen Bewegung und Ruhe, An- und Entspannung der Muskeln wechseln, reduzieren Stress und fördern den Ausgleich.

5 (a) ist richtig:
Eine Psychoanalyse wird, neben der Verhaltenstherapie und tiefenpsychologischen Verfahren, auf Antrag von den Krankenkassen bezahlt. Ihre Wirksamkeit ist für die Behandlung seelischer Probleme wissenschaftlich nachgewiesen.

Notizen

> *Wenn man auf seinen Körper achtet, geht's auch dem Kopf besser.*
>
> **JIL SANDER**

6

Service

Kurz und bündig

Mit der Diagnose Bluthochdruck sind Sie nicht allein. In Deutschland finden Sie überall Anlaufstellen und Hilfsangebote. Die wichtigsten Adressen haben wir zusammengefasst. Im Glossar können Sie sich mit vielen neuen Begriffen vertraut machen, die Ihnen ab jetzt vermutlich begegnen werden.

Adressen im Netz und andere wichtige Ansprechpartner

Erste Anlaufstelle ist immer die hausärztliche Praxis. Wenn sich die Therapie als komplizierter als üblich herausstellt, kann Ihre Hausärztin oder Ihr Hausarzt Sie auch an einen Kardiologen oder einen Hypertensiologen (Bluthochdruck-Spezialist) überweisen. Zudem gibt es hilfreiche Tipps bei den folgenden Organisationen:

Deutsche Hochdruckliga e.V. (DHL)
Deutsche Hypertonie Gesellschaft
Berliner Straße 46, 69120 Heidelberg
Tel. (06221) 5 88 55-0
Fax (06221) 5 88 55-25
Herz-Kreislauf-Telefon
(06221) 58 85 55 (Mo.–Fr. 9–17 Uhr)
www.hochdruckliga.de
Die Seite bietet viele Fachinformationen, außerdem Listen zertifizierter Hypertonie-Zentren und Blutdruckspezialisten, Selbsthilfegruppen sowie Messgeräte und Apps.
Das Präventionsmagazin „Druckpunkt" erscheint vierteljährlich.

Deutsche Herzstiftung e.V.
Vogtstraße 50, 60322 Frankfurt
Tel. (069) 95 51 28-0
Fax (069) 95 51 28-313
www.herzstiftung.de
Broschüre zum Thema Bluthochdruck mit Blutdruckpass

NAKOS
Nationale Kontakt- und Informationsstelle zur Anregung und Unterstützung von Selbsthilfegruppen (NAKOS)
Otto-Suhr-Allee 115
10585 Berlin-Charlottenburg
Tel. (030) 31 01 89 60
Fax (030) 31 01 89 70
www.nakos.de, selbsthilfe@nakos.de

DGPR
Die Deutsche Gesellschaft für Prävention und Rehabilitation von Herz-Kreislauferkrankungen e.V.
Friedrich-Ebert-Ring 38
56068 Koblenz
Telefon: (0261) 30 92 31
Telefax: (0261) 30 92 32
www.dgpr.de, info@dgpr.de
Auf der Internet-Seite finden Sie unter anderem Hilfe bei der Suche nach einer Herzsportgruppe.

Glossar – Kleines Lexikon der Fachbegriffe

Zusätzlich zu den unzähligen Informationen prasseln auf Betroffene nach der Diagnose auch noch häufig viele Fremdwörter ein. Hier die wichtigsten Begriffe mit ihrer jeweiligen Bedeutung:

A

ACE: Abkürzung für Angiotensin Converting Enzyme. Dieses Umwandlungsenzym ermöglicht die Bildung von → Angiotensin II aus Angiotensin I.

ACE-Hemmer: Arzneimittel, die das → ACE hemmen. ACE-Hemmer vermindern folglich die Bildung von → Angiotensin II und wirken somit blutdrucksenkend.

Adrenalin – Noradrenalin: Hormone des Nebennierenmarks (→ Katecholamine). Noradrenalin ist außerdem Überträgerstoff (= Neurotransmitter) des → sympathischen Nervensystems, das für den Blutdruckanstieg und die Steigerung der Herzaktivität verantwortlich ist.

Aldosteron: Den Blutdruck steigerndes Hormon aus der Nebennierenrinde.

Angina pectoris: Brustenge und Schmerzen hauptsächlich hinter dem Brustbein, mit Ausstrahlung zum Hals und linken Arm, evtl. auch in den Rücken. Angina pectoris entsteht aufgrund einer Minderdurchblutung des Herzmuskels, verursacht durch eine Verengung der → Herzkranzgefäße.

Angiotensin II: Körpereigene Substanz, welche die Blutgefäße verengt und bei der Regulation des Blutdrucks eine zentrale Rolle spielt. Angiotensin II hält den Blutdruck aufrecht, kann ihn aber auch krankhaft erhöhen. Es wird im Blut und in verschiedenen Geweben aus Angiotensin I gebildet.

Angiotensin-1-Rezeptor-Antagonisten: Arzneimittel (sogenannte Sartane), die den Blutdruck senken durch eine Blockade der Andockstellen für das → Angiotensin II in den Gefäßwänden. Diese Andockstellen sind die sogenannten Angiotensin-1-Rezeptoren.

Aorta: Hauptschlagader, die aus der linken Herzkammer entspringt.

Apnoe: s. → Schlafapnoe

Arterien: Schlagadern, in denen das Blut vom Herzen in die einzelnen Körperregionen pulsierend fließt.

Arteriolen: Kleine bis kleinste Schlagadern, die sich an größere → Arterien anschließen. Sie werden auch als Widerstandsgefäße bezeichnet.

Arteriosklerose: Chronisch fortschreitende Gefäßerkrankung mit Veränderung der Arterienwand durch Ablagerungen, die zur Wandverdickung und Verengung der Gefäßlichtung führen.

B

Betablocker: Arzneimittel, die durch Blockade von ß-Rezeptoren die Wirkung von → Adrenalin und Noradrenalin hemmen. Dies führt u.a. zur Pulsverlangsamung und Blutdrucksenkung.

Blutdruck: Druck, der im Inneren der Gefäße (→ Aorta und → Arterien) herrscht. Er ist die treibende Kraft des Blutflusses in den Arterien. Der systolische Blutdruck (s. → Systole) ist der höchste Druck zum Zeitpunkt des Zusammenziehens des Herzmuskels. Der diastolische Blutdruck (s. → Diastole) liegt niedriger und herrscht während der Erschlaffung des Herzmuskels.

Bluthochdruck: Fachausdruck dafür ist arterielle Hypertonie. Dauerhafte Erhöhung des → Blutdrucks und Folgeschäden (Hochdruckkrankheit).

Bypass-Operation: Blutumleitung, Überbrückung einer „verstopften" Arterie mit einer körpereigenen Vene oder Arterie.

C

Cholesterin: Lebenswichtige fettähnliche Substanz, die für den Aufbau der Zellwände und als Vorläufer von Hormonen und Vitamin D notwendig ist.

D

Diastole: Phase der Erschlaffung und Erweiterung der beiden Herzkammern. Füllung der Herzkammern mit Blut aus den Herzvorhöfen (Entspannungsphase).

Diuretika: Arzneimittel, die die Ausscheidung von Wasser und Salzen (z. B. Natrium) durch die Nieren steigern.

Dopplersonografie und Farbduplexsonografie: Ultraschalluntersuchungen, bei denen mithilfe bestimmter Kriterien Strömungssignale des Blutes in den Gefäßen sowie diese selbst (z. B. auch Verengungen) auf einem Bildschirm (farbig) sichtbar gemacht werden können.

E

EKG: Abkürzung für Elektrokardiografie: Messmethode zur Darstellung der Herzstromkurve.

Extrasystolen: Extraschläge des Herzens. Sie können als „Herzstolpern" empfunden werden.

H

HDL: Abkürzung für (engl.) High-Density Lipoproteins. Das sind cholesterinhaltige Fett-Eiweiß-Verbindungen hoher Dichte (s. → Lipoproteine). HDL-Cholesterin als Teil des Gesamtcholesterins wird auch als „gutes" Cholesterin bezeichnet.

Herzinfarkt: Absterben von Herzmuskelgewebe infolge fehlender Blutversorgung. Entsteht, wenn sich ein → Herzkranzgefäß verschließt. Ursache ist meist ein Blutgerinnsel, das sich auf eine arteriosklerotische Verengung aufpropft.

Herzinsuffizienz: Herzleistungsschwäche. Das Herz ist nicht mehr in der Lage, die vom Körper benötigte Blutmenge „umzuwälzen" und zu befördern.

Herzkammern: Die zwei größeren der vier Hohlräume des Herzens werden als Herzkammern bezeichnet. Sie sammeln das Blut in der → Diastole, ziehen sich dann anschließend in der → Systole zusammen und pumpen es in den Körper: Die rechte Herzkammer schickt das Blut in den kleinen → Kreislauf, die linke Herzkammer befördert es in den → großen Kreislauf.

Herzklappen: Sie geben im Herzen dem Blut die Flussrichtung vor und dienen als Einlassventile zwischen den → Herzvorhöfen und den → Herzkammern und als Auslassventile zwischen den beiden Herzkammern und den Schlagadern.

Herzkranzgefäße: → Koronararterien (und -venen), die den Herzmuskel kranzförmig umgeben und von allen Seiten in den Herzmuskel eintreten. Sie versorgen (und entsorgen) den Herzmuskel mit Blut.

Herzrhythmusstörung: Störung der regelmäßigen Herzschlagfolge. Man unterscheidet → Extrasystolen sowie einen zu schnellen oder zu langsamen, regelmäßigen oder unregelmäßigen Puls. Herzrhythmusstörungen können harmlos bis lebensbedrohlich sein.

Herzvorhof: Die beiden Herzvorhöfe sind den → Herzkammern vorgeschaltet. Sie nehmen das Blut auf, das über die großen Venen aus Körper und Lunge zum Herzen zurückfließt.

Hochdruckentgleisung: (hypertensive Entgleisung) Plötzlicher, krisenhafter Blutdruckanstieg, der mit vielfältigen Beschwerden, wie innere Unruhe, Atemnot, Spannungsgefühl in der Brust, Herzrhythmusstörungen, Schwindel, Brechreiz, auftreten kann.

Hypertonie: → Bluthochdruck

I

Insuffizienz: Leistungsschwäche bzw. Funktionseinschränkung eines Organs

K

Kalziumantagonisten: Arzneimittel, die die spannungsabhängigen „Kalzium-Kanäle" in den Herz- und Gefäßmuskelzellen blockieren. Sie vermindern den Einstrom von Kalzium in die Zellen. Die Muskelzelle kann sich dann nicht mehr so kräftig zusammenziehen. Die Wände der peripheren Widerstands- und Herzkranzgefäße erweitern sich. Der Blutdruck sinkt.

Kapillaren(netz): Feinste Blut(= Haar)gefäße, die Arterien und Venen verbinden. Sie sind für den Stoffwechsel im Gewebe zuständig, indem sie Nährstoffe aus dem arteriellen Blut abgeben und Abfallprodukte ins venöse Blut aufnehmen.

Katecholamine: → Adrenalin und → Noradrenalin. Sie werden auch als Stresshormone bezeichnet.

Koronargefäße: → Herzkranzgefäße

Kreislauf: Versorgungsnetz für alle Organe des Körpers. Der große Kreislauf (auch Körperkreislauf) ver- und entsorgt alle Körperregionen mit Blut. Der kleine Kreislauf (auch Lungenkreislauf genannt) verbindet das Herz mit der Lunge. Er sorgt dafür, dass das Blut in der Lunge wieder mit Sauerstoff beladen wird. Transportwege sind die Adern – Arterien und Venen – und die Lymphgefäße.

L

LDL: Abkürzung für (engl.) Low-Density Lipoproteins (cholesterinhaltige Fett-Eiweiß-Verbindungen niedriger Dichte) → Lipoproteine. Das LDL-Cholesterin, ein Teil des Gesamtcholesterins, wird auch „schlechtes" Cholesterin genannt.

Lipoproteine: Fett-Eiweiß-Verbindungen: Transportformen für Cholesterin und andere Fettsubstanzen (→ Neutralfette) im Blut (→ HDL, LDL).

M

Metabolisches Syndrom: Zusammenfassender Begriff für das gemeinsame Auftreten von Übergewicht, → Bluthochdruck, erhöhten Blutfettwerten und Insulinresistenz bzw. Diabetes (Zuckerkrankheit).

N

NaCl: Abkürzung für Natriumchlorid (Kochsalz).

Nierenarterienstenose: Verengung einer oder beider Nierenarterien, z. B. durch eine angeborene Fehlbildung oder Arteriosklerose. Die Minderversorgung der Niere mit Blut bewirkt eine vermehrte Bildung von → Renin, was den Blutdruck erhöht

Nierenhochdruck: Sekundäre Form des → Bluthochdrucks, wenn er als Folge einer Nierengewebserkrankung oder verengter Nierenarterien (→ Nierenarterienstenose) auftritt.

P

Parasympathikus/parasympathisches Nervensystem: Als Teil des → vegetativen Nervensystems bewirkt er z. B. eine Blutdrucksenkung und Verlangsamung der Herzfrequenz. Sein Gegenspieler ist der → Sympathikus.

Peripherer Widerstand: Fließwiderstand des

Blutes, vor allem in den kleinen Arterien, den Widerstandsgefäßen (→ Arteriolen).

R

Renin: Enzym aus der Niere, das im Blut aus Angiotensinogen das → Angiotensin I bildet.

Rezeptoren: Abschnitte auf der Zellwand, die körpereigene Botenstoffe, Hormone und Medikamente binden können. Über Rezeptoren können die jeweiligen Substanzen in die Zelle gelangen bzw. in ihr Reaktionen auslösen. Sind die Rezeptoren durch Medikamente (sogenannte Rezeptorenblocker) besetzt, können die körpereigenen Botenstoffe nicht wirksam werden.

S

Schlafapnoe: Nächtliche (schlafbezogene) Atemstörungen mit Atempausen, Schnarchen, erhöhter Tagesmüdigkeit. Die Schlafapnoe ist ein weiterer Risikofaktor für Bluthochdruck und Herzerkrankungen

Schlaganfall: Absterben von Gehirnzellen durch den Ausfall der Durchblutung oder durch Blutung in das Gewebe des Gehirns. Ursache ist entweder eine verengte und verstopfte oder eine geplatzte Gehirnarterie. Bluthochdruck ist der Hauptrisikofaktor.

Sympathikus/sympathisches Nervensystem: Teil des → vegetativen Nervensystems. Er ist für den Antrieb zuständig. Gegenspieler ist der → Parasympathikus.

Systole: Phase der Herztätigkeit, in der sich die Herzkammern zusammenziehen und das Blut in den großen und kleinen → Kreislauf pumpen (Auswurfphase).

T

Thrombozytenaggregationshemmer: Medikamente, die die Zusammenballung (= Aggregation) der Blutplättchen (= Thrombozyten) hemmen und deswegen zur Vorbeugung von Thrombosen eingesetzt werden. Beispiel Azetylsalizylsäure (ASS).

U

Ultraschall/Sonografie: Als hochauflösendes Verfahren zur Messung der Wanddicke und Analyse der Wandbewegungen von Gefäßen geeignet. Auch Einengungen und Verschlüsse von Blutgefäßen können damit festgestellt werden, s. a. → Doppler- und Farbduplexsonografie.

V

Vegetatives Nervensystem: Autonomes, von unserem Willen unabhängiges und selbstständig arbeitendes Nervensystem, bestehend aus → Sympathikus und → Parasympathikus und deren komplexen Steuerungssystemen.

Venen: Gefäße, die das Blut aus den Körperregionen zum Herzen zurücktransportieren. Die größten Venen sind die obere und untere Hohlvene. Sie münden direkt in den rechten → Herzvorhof.

Sachregister

A/B/C

D/E

G/H/I

K/L/M

N/O/P/S

T/U/V

Impressum

Apotheken Umschau:
Bluthochdruck | Die ersten 100 Tage

ISBN 978-3-927216-81-5
PZN: 18450287

1. Auflage 2023
Wort & Bild Verlag
Konradshöhe GmbH & Co. KG (WUB)
Konradshöhe 1, 82065 Baierbrunn
Handelsregister: Amtsgericht München
HRA 44980 / USt-ID-Nr. DE 130750628

Geschäftsführer:
Andreas Arntzen (Vorsitzender),
Dr. Dennis Ballwieser, Malte von Trotha
Chefredaktion: Dr. Dennis Ballwieser,
Julia Rotherbl

Projekt- und Redaktionsleitung:
Beatrice Sobeck (Isartal Health Media GmbH & Co. KG; IHM)
Konzept und Lektorat:
Elke Schurr (IHM)
Text: Dr. Eva Tenzer
Redaktionelle Mitarbeit: Christine Kluge
Fachwissenschaftliche Redaktion:
Dr. Roland Mühlbauer (WUB)
Art Direction und Editorial Design:
Dominik Schwarz (IHM)
Layout & Satz: kral&kral design
Kreation und Bildredaktion:
Dana Römhild-Fries (IHM), Stephanie Wiegand (IHM)

Illustrationen Cover und innen:
Sören Kunz/Wildfox Running
Infografiken: Ilona Burghardt
Schlussredaktion:
Schlussredaktion.de GmbH
Bildbearbeitung: Olaf Schnee (WUB)
Produktion: Angelika Emmert (WUB)
Druck: Grafisches Centrum Cuno GmbH & Co. KG, Gewerbering West 27, 39240 Calbe (Saale) – gedruckt im Ultra HD Print®

Klimaneutral Druckprodukt
ClimatePartner.com/13493-2301-1002
FSC www.fsc.org MIX Papier aus verantwortungsvollen Quellen FSC® C043106

Vertrieb:
Edel Verlagsgruppe GmbH
Neumühlen 17
22763 Hamburg
Germany

Hinweis: Die Ratschläge in diesem Buch wurden sorgfältig erarbeitet und geprüft. Erkrankungen gehören in ärztliche Behandlung. Das Buch kann daher keinen ärztlichen Rat ersetzen.

Bildnachweise:
S. 25 (Prof. Dr. Joachim Weil) © Guido Werner, Weimar
S. 49 (Prof. Dr. Marianne Haag-Weber) © privat
S. 65 (Prof. Dr. Martin Middeke) © privat
S. 87 (Jens Wagenknecht) © privat
S. 107 (Dr. med. Christa Kleinschmidt) © Patrick Böttcher
S. 36, 37, 54, 55, 70, 71, 96, 97, 116, 117: mexrix/shutterstock